ACTUALITÉS MÉDICO-CHIRURGICALES

DES ARMÉES DE TERRE ET DE MER

DIRECTEURS : **BERTRAND** — **GRALL** — **NIMIER**

BERTRAND	GRALL	NIMIER
Médecin général de 1re Classe de la Marine.	Médecin inspecteur général des Troupes Coloniales.	Médecin inspecteur de l'Armée.

Secrétaire : **Dr ED. LAVAL**

ÉLÉMENTS DE STOMATOLOGIE

VOLUMES DE LA COLLECTION DÉJA PARUS

La tuberculose dans l'armée et la marine. — *Diagnostic de la prétuberculose*, par le Dr G. H. Lemoine, médecin principal de 1re classe, professeur d'hygiène militaire au Val-de-Grâce. 1 vol. de 208 pages. . . . . 3 »

Les grands abcès du foie (*Hépatite suppurée des Pays chauds*). — *Clinique et chirurgie*, par le Dr J. Fontan, médecin général de la marine en retraite, correspondant national de l'Académie de médecine, 1 vol. de 140 pages, avec 16 figures dans le texte. . . . 2 50

Éléments de stomatologie. — *Clinique et thérapeutique*, par le Dr Jean Monod, médecin major de 2e classe, chef du service de stomatologie à l'hôpital militaire du Val-de-Grâce, avec une préface du Dr Léon Frey, dentiste des hôpitaux, professeur à l'École dentaire de Paris. 1 vol. de 264 pages, avec 54 figures dans le texte. . 4 »

VOLUMES EN PRÉPARATION

Recrutement de l'armée. **Du choix des conscrits.** — Indices de robusticité physique. Signes de l'aptitude ou de l'inaptitude physiques (Service armé, Service auxiliaire). *Guide pratique à l'usage des Membres des Conseils de révision et des Officiers des corps de troupe*, par le Dr Bonnette, médecin major de l'armée.

Comment dépister rapidement les fraudes alimentaires, par F. Rothéa, pharmacien major de l'armée.

La désinfection, par le Dr G. H. Lemoine, médecin principal, professeur au Val-de-Grâce.

Les dysenteries, par le Dr Ch. Dopter, médecin major, professeur agrégé au Val-de-Grâce.

La maladie du sommeil (*Trypanosomiase humaine*), par les Drs G. Bonet et G. Martin, médecins majors des Troupes coloniales.

ÉLÉMENTS

DE

STOMATOLOGIE

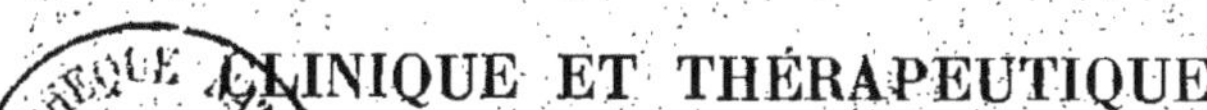

CLINIQUE ET THÉRAPEUTIQUE

PAR

LE Dr JEAN MONOD

Licencié en droit. Chirurgien-dentiste de la Faculté de Médecine de Paris.
Médecin-major de 2e classe,
Chef du service de Stomatologie à l'Hôpital militaire d'Instruction
du Val-de-Grâce.

AVEC UNE PRÉFACE

DU

Dr LÉON FREY

Ancien interne des hôpitaux. Dentiste des hôpitaux,
Professeur à l'École dentaire de Paris.

Avec 54 figures dans le texte.

PARIS
OCTAVE DOIN ET FILS, ÉDITEURS
8, PLACE DE L'ODÉON, 8

1909

PRÉFACE

Il y a une vingtaine d'années, jeune interne, je faisais en qualité de conditionnel-médecin mon service militaire tantôt à l'infirmerie régimentaire, tantôt à l'hôpital. Notre recrutement se composait surtout de Bretons, de Normands et de Picards.

J'étais étonné du nombre de mes camarades qui souffraient des dents ou de la bouche ; caries douloureuses, gingivites, stomatites, accidents de dent de sagesse comptaient pour beaucoup dans les consultations de l'infirmerie et dans les exemptions de tout service ; à l'hôpital les complications infectieuses d'origine bucco-dentaire provoquaient des hospitalisations fréquentes et souvent prolongées.

Mes chefs faisaient leur possible, mais ils n'avaient ni instruments, ni technique. Ils ne retrouvaient leur maîtrise que devant les complications d'allure chirurgicale.

Dans mes différentes périodes d'Instruction, j'assistais toujours à la même impuissance contre le mal.

Sans doute nos confrères de l'armée, grâce à cet inlassable dévouement que nous nous plaisons à reconnaître, nous tous qui avons servi sous leurs ordres, essayaient bien d'atténuer l'insuffisance de leurs moyens avec l'aide de quelques soldats dentistes ou étudiants dentistes ; ils pouvaient même dans quelques cas particuliers recourir aux « civils » toujours heureux de mettre à leur disposition leurs soins, leurs instruments et leurs laboratoires. Mais ce ne pouvait être là qu'un remède isolé et forcément temporaire.

Il fallait trouver la guérison de tous ces accidents bucco-dentaires dans l'éducation même du médecin militaire.

On lui demande tant déjà, à notre confrère de l'armée ! Il doit être à la fois médecin, chirurgien, médecin-légiste, administrateur, hygiéniste, oculiste, oto-rhino-laryngologiste — et j'en passe probablement !

Il s'acquitte d'ailleurs de toutes ses tâches avec une intelligence, une modestie, un désintéressement, une conscience qui forcent l'admiration du « civil ».

Ne pouvait-on pas lui demander encore d'être un peu dentiste ?

Poser la question, c'était la résoudre. Il suffisait de créer un enseignement pratique et rapide à l'hôpital d'instruction du Val-de-Grâce.

C'est ce qu'a fait, grâce à une intelligente initiative ministérielle, grâce à l'appui de ses chefs, mon ami, le médecin-major JEAN MONOD, que je m'honore d'avoir dirigé de quelques conseils lors de ses débuts dans la technique dentaire.

Lui aussi avait été frappé par l'intensité du mal dont je parle plus haut.

Pour y remédier il se met très courageusement à une besogne dont les débuts sont rudes; mais, esprit méthodique et éclairé, opérateur naturellement habile, il devient en quelques années un dentiste complet (opérateur et prothésiste).

Toujours mêlé à la vie du troupier, MONOD a su installer au Val la consultation militaire stomatologique modèle ; car il connaît exactement les soins qu'il doit au soldat qui passe deux ans dans notre armée et à celui qui y fait sa carrière ; il le démontre aux jeunes stagiaires et il le confirme dans ce petit traité.

Il y décrit avec une clarté parfaite les affections bucco-dentaires que l'on rencontre chez le soldat et rien que celles-là, il indique les parties de la technique applicables dans l'armée et celles-là seules, reconnaissant « qu'elles n'ont leur raison d'être que si elles augmentent l'aptitude à combattre » et les subordonnant toujours aux nécessités de l'instruction.

Nos confrères militaires vont donc pouvoir, comme le dit Monod, « diriger, surveiller et contrôler le travail des jeunes dentistes » qu'ils auront sous leurs ordres. Leur direction sera ce qu'elle doit être, c'est-à-dire *effective* et *compétente ;* et j'ai la conviction que tous, après la lecture attentive de ce livre, trouveront plus d'intérêt encore dans la clinique stomatologique.

C'est le très réel service que le médecin-major Monod aura rendu aux malades et à tous ses camarades.

Dr Frey,
Ancien interne des hôpitaux,
Dentiste des hôpitaux,
Professeur à l'Ecole dentaire de Paris.

ÉLÉMENTS
DE STOMATOLOGIE
CLINIQUE ET THÉRAPEUTIQUE

CHAPITRE PREMIER

INTRODUCTION

C'est à nos camarades de l'Armée, et particulièrement des corps de troupe, que nous dédions le modeste ouvrage que nous publions aujourd'hui. Il a été rédigé avec le souci constant de leur fournir des données pratiques et des renseignements utiles. Instruit par notre expérience personnelle de la fréquence et de la variété des affections bucco-dentaires que l'on observe chez le soldat[1], nous nous sommes attaché à les décrire simplement et à en indiquer le traitement. Le lecteur ne trouvera donc pas ici une œuvre magistrale, un livre de science : notre but, essentiellement pratique, est de réunir en quelques pages les notions élémentaires de stomatologie clinique et de dentisterie d'urgence nécessaires au médecin militaire.

[1] Il ne sera donc pas question de certaines maladies telles que : polyarthrite-alvéolo-dentaire (pyorrhée alvéolaire) tic douloureux de la face, etc. ; car elles ne sont pas de *l'âge du soldat*.

Il ne s'agit point de faire des dentistes en quelques leçons, nos ambitions sont plus modestes et plus raisonnables : Le médecin militaire est actuellement chargé de tout ce qui a trait à la santé du soldat, il faut donc qu'il ait au moins des notions sur les diverses spécialités. Celle qui nous occupe, longtemps restée dans l'ombre, a petit à petit gagné droit de cité, et l'heure est venue où l'on se soucie de faire bénéficier le soldat des progrès de la stomatologie ; pour rester à la hauteur de sa tâche le médecin d'armée doit donc être au courant de ces progrès. Est-ce à dire qu'on puisse exiger de lui, les multiples soins et les interventions de toutes sortes qui sont l'apanage du thérapeute de la bouche ? non certes, car il n'en aurait pas le temps matériel ; mais, nous l'avons dit ailleurs, et nous croyons utile de le répéter ici, ces soins ne peuvent être donnés dans notre armée, que sous la *direction effective et compétente*, ainsi que sous la *responsabilité* du médecin militaire, dont l'éducation doit être suffisante d'une part pour lui permettre d'intervenir de manière efficace et rationnelle dans tous les cas urgents, et de donner les soins les plus simples ; d'autre part, pour qu'il puisse *diriger*, *surveiller* et *contrôler* le travail des jeunes chirurgiens dentistes, dont l'emploi nous semble tout indiqué durant leur passage sous les drapeaux.

Il y a là sans doute une technique spéciale, mais nous verrons au cours de cet ouvrage, que pour ce qui a trait strictement aux dents, une partie seulement, et la plus simple, de l'admirable technique des dentistes, trouve son emploi dans l'Armée. Nous nous bornerons simplement à la décrire dans ce qu'elle a d'applicable au milieu militaire. De plus, toutes les affections de la bouche, tant au point de vue local que dans leurs rapports de cause à effet ou inversement, avec les maladies ou lésions du reste de l'organisme, ressortissent au médecin. On fera dans l'Armée bien plus de *stomatologie* que d'*odontologie* pure; il est donc de toute logique d'en charger le médecin militaire en lui permettant d'acquérir les quelques notions qui lui manquent ; cela est possible, nous en sommes convaincu, et notre grand désir est d'y aider nos camarades.

Le plan général de notre ouvrage sera le suivant :

Établir tout d'abord qu'il faut organiser les soins bucco-dentaires dans l'Armée, tant dans l'intérêt particulier du soldat que dans celui de l'Armée même.

Examiner ensuite ce qu'il faut faire, comment il faut le faire et avec quelle organisation matérielle.

Puis, avant d'aborder l'étude des diverses affections que nous aurons à traiter, donner quelques indications sur les préliminaires des opérations dentaires, la manière d'examiner une bouche, et l'ordre à suivre pour la mettre en état.

Enfin, pourvus de ces notions essentielles, nous pourrons étudier les affections bucco-dentaires les plus fréquentes chez le soldat et comment il faut les soigner. Nous décrirons donc : 1° la carie dentaire sous ses différentes formes ; 2° son traitement par l'obturation ; 3° les autres affections des dents, les anomalies dentaires, les complications de la carie et leur traitement ; 4° les procédés d'extraction ; 5° les affections de la bouche (gencives, langue, lèvres, joues) avec leur traitement, et les maladies ou lésions des mâchoires ; 6° nous fournirons quelques indications sur l'anesthésie générale ou l'analgésie locale appliquées aux opérations bucco-dentaires ; 7° puis, n'oubliant pas que la bouche n'est pas un organe séparé du reste de l'économie, nous envisagerons l'influence des affections bucco-dentaires sur le reste de l'économie et inversement des affections générales sur la bouche, surtout en ce qui concerne la syphilis ; 8° enfin nous verrons comment restaurer les fonctions détruites ou compromises par la perte des dents, en donnant au lecteur quelques notions de prothèse dentaire ; 9° pour terminer nous parlerons de la prophylaxie de la carie et des maladies des dents et de la bouche; des soins dentaires chez l'enfant, à l'école ; et chez le jeune homme à l'Armée ; de l'hygiène de la bouche dans le milieu militaire et de l'utilité de la *fiche dentaire*. Et nous dirons quelques mots de l'organisation possible en temps de paix et en campagne.

CHAPITRE II

I. Absence de soins dentaires chez le soldat. — Ce qu'on pouvait faire dans les Infirmeries ou Hôpitaux. — II. Il faut soigner et conserver les dents, c'est une vérité banale. — C'est aussi un moyen d'avoir plus de soldats et parmi eux moins de malades. — III. Il y avait urgence à faire quelque chose dans l'Armée.

I. Aucune organisation spéciale n'existait jusqu'ici, qui permît de donner aux soldats de *véritables soins* bucco-dentaires.

Dans les Corps de troupe. — Lorsqu'un homme souffrait d'une dent, on essayait parfois d'appliquer un pansement calmant, mais la seule thérapeutique vraiment en honneur était l'extraction ; encore, nombre de médecins militaires répugnant à pratiquer cette opération, adressaient-ils le patient en ville à quelque dentiste obligeant.

On ne peut le leur reprocher, car ceux qui, désirant intervenir eux-mêmes tentaient soit un pansement, soit une obturation, soit l'extraction, étaient complètement démunis.

L'infirmerie régimentaire ne leur offrait comme ressources qu'une clef de Garangeot, instrument qui entre des mains expertes, et seulement dans quelques cas spéciaux, peut rendre des services, mais dont l'usage appliqué indistinctement à toutes les extractions est douloureux, et peut être dangereux ; avec cela, deux daviers d'un modèle suranné, capables seulement de cueillir une dent préalablement luxée; plus une pince à racines dont les mors, trop longs, faisant ressort, ne peuvent également servir que pour des racines ne tenant plus. — Voilà *pour les extractions*. — *Pour les soins* quelques rares instruments, fouloir, grattoir, excavateur, miroir, sonde ; le tout en nombre plus qu'insuffisant, de modèle peu pratique, et bien souvent hors d'état d'usage.

Comme substance obturatrice : de la gutta-percha en cylindres, adhérant mal, très difficile à employer. Enfin comme médicaments : ceux dont dispose toute infirmerie, acide phénique, créosote, teinture d'iode, cocaïne, etc., c'est-à-dire bien assez pour faire des pansements corrects et efficaces, si la pénurie ou plutôt l'absence d'instruments ne rendaient impossibles la préparation et le nettoyage d'une cavité, sans lesquels tout pansement reste illusoire.

Dans les hôpitaux. — L'outillage est moins rudimentaire : la boîte n° 7 de l'arsenal de 1894 comprend les instruments suivants : 9 daviers, 1 élévateur, 1 clef, fraises à main, excavateurs, fouloirs, poire à air.

C'est encore bien peu mais nous voyons ici figurer une série de 9 daviers et 1 élévateur suffisante pour la grande majorité des *extractions*. Quant aux *obturations*, la présence d'excavateurs, de fraises à main, de spatules, marque bien une intention ; mais un arsenal aussi sommaire ne peut permettre que des interventions sommaires elles aussi ; malgré que l'on trouve dans la même boîte : de la gutta-percha, du ciment dentaire, de l'amalgame, toutes substances qui rendraient les plus grands services, avec un outillage plus complet. Ces substances, nous le verrons plus loin, suffisent à toutes les obturations que l'on peut faire dans l'Armée, aussi la présence dans la boîte n° 7 d'un cahier d'étain et d'un cahier d'or en feuilles semble-t-elle au moins superflue.

L'aurification des dents est en effet une obturation de luxe, elle est d'une technique difficile et minutieuse, exige un outillage spécial et demande beaucoup de temps ; elle est de plus fort coûteuse. Pour ces diverses raisons, il n'y a pas lieu d'y recourir pour nos soldats ; nous ne ferons donc, le moment venu, que la mentionner, sans entrer dans les détails de technique.

II. Si insuffisant et élémentaire que soit tout ce matériel, sa seule mention dans la nomenclature du service de santé prouve une intention, et si l'on compare l'arsenal de 1894 avec celui qui l'a précédé, on constate un progrès ; l'antique clef est remplacée par un jeu de daviers; les soins de la bouche n'ont donc pas été totalement oubliés, et l'organisation méthodique d'un service de stomatologie dans l'Armée ne sera pas une révolution, mais le terme d'une lente évolution, dont le début se retrouve dans ce qui vient d'être mentionné.

C'est d'ailleurs une vérité banale que la nécessité de soigner la bouche et de conserver les dents. Ces organes font partie d'un tout, et leurs maladies ou leur mauvais état se répercutent fâcheusement sur l'organisme ; d'où il résulte pour l'Armée nombre de dispenses, de réformes, de classements dans les services auxiliaires, ou tout au moins de journées d'indisponibilité.

L'organisation des soins qui nous occupent serait donc, surtout à l'aide de la prothèse, un excellent moyen d'avoir plus de soldats, et parmi les soldats, moins de malades ; elle est doublement utile et importante, dans un pays comme le nôtre, à faible natalité.

La statistique générale de l'Armée est à ce point de vue fort instructive; pour l'année 1905 elle mentionne :

Pour affections des dents et complications.

	ENTRÉES	JOURNÉES DE TRAITEMENT
Infirmerie	1 451	10.504
Hôpital	826	14.343

Pour stomatite.

Infirmerie	316	4.459
Hôpital	259	4.903

Radiations.

RÉFORME N° 2	RÉFORME TEMPORAIRE	DÉCÈS
84	4	1

Encore faudrait-il y ajouter les cas très nombreux d'*angine* (40.895) de *pelade* (986) et d'autres affections, dont une forte proportion reconnaît une origine dentaire ; et tout le déchet d'hommes occasionné par des affections du tube digestif relevant directement d'une denture défectueuse ou d'un mauvais état de la bouche.

Désirant nous faire une idée personnelle de l'état de la bouche et des dents chez les jeunes soldats déjà passés au crible du conseil de revision, nous avons, en 1907, avant l'apparition de la *Fiche dentaire* que nous préconisions, examiné à ce point de vue tous les hommes incorporés dans un régiment d'artillerie. Voici, pour la carie dentaire, le résultat de cette statistique :

RECRUTEMENT DE :	Nombre total d'hommes.	Ayant toutes les dents intactes.	Ayant 1 dent cariée ou perdue.	Ayant 2 dents cariées ou perdues.	Ayant 3 dents cariées ou perdues.	Ayant 4 dents cariées ou perdues.	Ayant 5 dents cariées ou perdues.	Ayant 6 dents cariées ou perdues.	Ayant 7 dents cariées et au-dessus.
Paris.	384	54	37	38	31	56	40	31	97
Compiègne	157	14	17	11	12	13	13	9	68
Beauvais	134	11	7	7	11	7	16	11	64
Versailles.	90	7	5	16	14	13	6	6	23
Amiens.	59	1	4	5	5	6	11	8	19
Péronne.	54	4	1	9	4	3	4	6	23
Abbeville	38	5	2	1	3	2	2	2	21
Laon	16		2	2		2	1		9
Saint-Quentin. . .	10	1		2		2	1		4
Soissons.	6				1		1		4
Totaux	948	97	75	91	81	104	95	73	332

Tous ces divers chiffres prouvent, si la chose était encore nécessaire, que l'intérêt même de l'Armée est d'y donner des soins bucco-dentaires et qu'il était urgent de prendre des mesures à cet effet.

C'est là le but de la circulaire du 10 octobre 1907[1], dont on ne saurait dire assez de bien ; elle démontre l'utilité à la fois militaire et sociale de l'organisation du service de stomatologie ; et si l'on veut bien la lire attentivement, on se rend compte qu'il suffit, sans y rien ajouter, d'en étendre progressivement l'application pour doter l'Armée entière d'un organe aussi nécessaire. Nous renvoyons d'ailleurs le lecteur à ce que nous avons déjà écrit sur cette question[2].

[1] *Bulletin officiel du ministère de la Guerre*, n° 43, 4 novembre 1907. P. R.

[2] L'organisation d'un service de stomatologie dans l'armée. *Revue de stomatologie*, février et mars 1908.

CHAPITRE III

I. Quels soins doivent être donnés. — Facteurs dont il faut tenir compte. — Ce que l'État doit aux soldats. — Soins cliniques et prothèse. — II. Matériel actuellement existant. — Ce qu'on peut en faire. — III. Matériel nécessaire.

I. Étant admis, d'après ce qui précède, qu'il importe de soigner la bouche des soldats tant dans leur intérêt propre que dans celui de l'Armée, la question se pose d'elle-même de savoir ce qu'il faut faire et quels soins doivent être donnés.

Le but à atteindre est de maintenir les hommes dans un bon état de santé générale, et pour y arriver en ce qui nous concerne :

1° De supprimer toutes les causes de l'infection buccale et de ses complications, afin d'éviter le séjour dans la bouche de germes pathogènes qui risquent de gagner d'autres organes; — et d'empêcher les troubles digestifs pouvant résulter de la déglutition de pus et de ces germes nocifs.

2° De conserver et de restaurer (au besoin par la prothèse) la fonction masticatrice indispensable à une digestion et à une nutrition normales.

Ce que nous résumerons en disant : *Il faut que le soldat ait et conserve par nos soins une bouche saine et des dents capables de mâcher.*

Pour arriver à ce résultat, on ne perdra pas de vue qu'il faut : 1° calmer la douleur par les moyens les plus rapides; 2° n'arracher que les dents impossibles à soigner.

Mais ici surgit une difficulté : quelles seront chez le soldat les dents impossibles à soigner ? Dans la clientèle aisée, on rencontre souvent des cas où, moyennant des soins longs et dispendieux, la conservation d'une dent est possible. Lorsque, par exemple, les canaux radiculaires d'une molaire atteinte de carie pénétrante sont le siège d'une infection profonde et ancienne, la conservation de cette dent peut exiger un traitement qui dure des semaines sinon des mois; ou bien lorsqu'un patient est porteur d'une dent, dont les racines encore solides, ne supportent plus que les débris de la couronne; l'organe et sa fonction peuvent être restaurés par la pose d'une coiffe en or.

Dans un cas, pas plus que dans l'autre, le soldat ne pourra prétendre à de pareils soins ; dans le premier, en effet, il faudrait pour arriver à un résultat, distraire l'homme de son service pendant une somme d'heures disproportionnée avec le temps passé sous les drapeaux et considéré comme nécessaire à l'instruction militaire; dans le second, à cet inconvénient se joindrait celui d'engager l'État dans une dépense élevée, et qu'en bonne justice il ne doit pas au soldat qui ne fait que passer par l'Armée.

La formule exacte est difficile à trouver, d'autant que telle dent longue ou difficile à soigner, pourra chez l'un être enlevée sans grands inconvénients tandis que chez un autre il faudra s'attacher à la conserver comme nécessaire ou même indispensable.

Les efforts du médecin militaire tendront donc : 1° et avant tout, par un banal souci d'humanité, à soulager rapidement tout homme qui souffre ; 2° à atteindre le but énoncé plus haut (bouche saine et dents capables de mâcher). Et ce résultat devra être obtenu en visant à conserver si possible toutes les dents en état de l'être ; et sinon, toutes celles dont la conservation est compatible avec les exigences et les nécessités du service militaire. Car il ne faut pas perdre de vue que nos soins, loin d'en distraire le soldat, devront viser à augmenter son aptitude au service.

Nous conserverons donc toutes les dents utiles pour la mastication, mais nous saurons faire les sacrifices nécessaires et raisonnables, en évitant les traitements trop prolongés, trop coûteux ou douteux dans leurs résultats. Ce serait en effet mal seconder le commandement que de désorganiser le service général en fournissant aux mauvais soldats le moyen de s'y soustraire sous le prétexte de soins dentaires (l'expérience nous a montré qu'il est utile d'attirer sur ce point l'attention de nos lecteurs).

Ces soins nécessaires et subordonnés aux exigences du service, doivent être pour l'État aussi peu onéreux qu'il se peut; point de travaux de luxe ou de considérations de pure esthétique ; il faut certes faire le mieux possible et le plus durable, mais on y peut arriver sans grandes dépenses ; l'aurification notamment, nous l'avons déjà dit plus haut, ne saurait être de pratique courante dans l'Armée.

Nous admettons donc que l'État doit aux soldats les soins qui les empêcheront de souffrir, et qui contribueront au maintien de leur santé, en leur conservant une bouche saine et des dents capables de mâcher ; *au besoin par la prothèse*, disions-nous au début du chapitre. Ici se pose une question importante : *doit-on introduire l'usage courant de la prothèse dentaire dans l'armée?* et si oui, quelle prothèse y fera-t-on ?

Nombreux en effet sont les cas où la fonction masticatrice ne pourra être rétablie que grâce à des appareils, il est alors indispensable, plutôt que de recourir à la réforme, d'user des ressources si variées de la prothèse dentaire. Nous verrons à la fin du volume comment la chose est possible.

Les soins bucco-dentaires, et leur corollaire la prothèse, n'ont été, dans ce qui précède, envisagés qu'en ce qui concerne les jeunes gens passant seulement deux ans sous les drapeaux. Pour les militaires professionnels (gendarmes, rengagés de toute sorte), la question se pose autrement : ils ont sans aucun doute droit à des égards et à des soins spéciaux. On devra chez eux être plus conservateur encore que chez les jeunes soldats, et ne pas hésiter, pour éviter des extractions, à entreprendre entièrement les traitements plus longs et plus compliqués dont nous avons déjà parlé.

Il en sera de même pour la prothèse concédée à ces militaires, qui méritent, semble-t-il, d'être dotés non seulement des appareils indispensables à la mastication, mais de ceux aussi qui seraient utiles pour restaurer l'esthétique de la face.

II. Pour entreprendre tous ces soins, dont le détail et la technique sont exposés plus loin, un matériel spécial est nécessaire ; et les ressources actuelles ne permettent de faire face qu'à un nombre de cas très limité.

Dans une infirmerie, en mettant les choses au mieux, on peut avoir le matériel mentionné à la page 6. Entre des mains expertes, douces et prudentes, la *clef de Garengeot* rend des services, et beaucoup de médecins militaires la manient avec adresse ; mais cet instrument, s'il a des indications, limitées d'ailleurs à certains cas particuliers, ne saurait être universel. On peut avec la clef arracher beaucoup de dents, mais cela ne va pas sans douleur pour le patient, ni sans danger d'accidents, bénins il est vrai pour la plupart, et dont les plus fréquents sont la fracture de la dent ou d'une partie de l'alvéole, ou le sphacèle d'une partie de la gencive écrasée par le panneton de la clef; mais qui peuvent aller jusqu'à la luxation ou la fracture du maxillaire inférieur. C'est ainsi que nous avons pu voir personnellement une extraction pratiquée par un vieux médecin, et où sans doute la dent (première molaire inférieure gauche) fut avulsée, mais en même temps toute la paroi alvéolaire externe, de la canine à la dent de sagesse, fut fracturée et rabattue en dehors comme un volet.

Si la clef peut, comme pis-aller, et avec beaucoup de prudence être employée pour des dents munies au moins d'une partie de leur couronne, il n'en va pas ainsi pour les dents découronnées, qui ne dépassent ou n'atteignent même plus le niveau de la gencive ; et ces extractions auxquelles la clef est inapte sont très fréquentes dans le milieu militaire.

Quant aux *daviers* existants, rares sont les cas où ils peuvent servir, car leur forme archaïque ne permet de les utiliser que pour des dents à couronne très solide et à racine courte, peu adhérente à l'alvéole ; leur véritable destination est d'ailleurs de *terminer* l'extraction, en cueillant la dent préalablement ébranlée et luxée par la clef.

Il en est de même pour la *pince à racines*; elle ne peut enlever, grâce à sa forme, que des racines ébranlées et à moitié résorbées, ou celles que mobilise et soulève l'abcès auquel elles ont donné lieu.

Muni de cet arsenal rudimentaire, le praticien ne peut donc arracher : 1° *avec la clef*, que les dents pourvues d'une couronne plus ou moins entière, c'est-à-dire qu'on doit ordinairement viser à conserver (encore faut-il mentionner la dent de sagesse du haut ou celle du bas dont l'extraction s'impose parfois même sans carie et où la clef peut être impossible à poser) ; 2° *avec les daviers*, que les dents à couronne très solide, donc saines ou presque saines, qu'il y a encore intérêt à épargner; 3° avec *la pince*, des racines qu'une pince à pansement quelconque enlèverait. Mais pour les dents à couronne friable, profondément excavées par la carie, ou pour les racines qui n'émergent plus au niveau de la gencive, (et ce sont celles qu'il faudrait extraire le plus souvent), on est, dans une infirmerie, complètement désarmé.

Et s'il en est ainsi pour l'*extraction*, les *soins* ne sont pas plus faciles; aucun traitement complet ne peut être entrepris. Il sera cependant à la rigueur possible : 1° de faire des *nettoyages de bouche* en pratiquant l'ablation du tartre avec le ou les grattoirs; 2° au moyen d'acide phénique, de créosote, de cocaïne portés sur un coton et recouvertes de gutta-percha, de placer un *pansement calmant*, mais seulement dans les cavités qui pourront être débarrassées de leur dentine ramollie et cariée avec les rares et médiocres instruments existants; 3° par les mêmes moyens, on pourra tenter de nettoyer tant bien que mal et d'obturer provisoirement à la gutta-percha des cavités que l'homme, une fois libéré, pourra faire soigner complètement si les circonstances et ses ressources le lui permettent. Ces deux opérations, simples pourtant, seront grosses de difficultés à cause : *a*) de la pénurie d'instruments; *b*) de l'absence de moyens d'assécher la cavité; *c*) du peu d'adhésivité et de l'élasticité trop grande de la gutta-percha qui existe dans les infirmeries.

En résumé : Extractions (douloureuses et dangereuses avec la clef) de dents qui souvent pourraient être soignées; impossibilité d'enlever celles dont l'avulsion est ordinairement le plus nécessaire (dent de sagesse causant des accidents, racines occasionnant des fistules ou abcès apicaux, etc.); joignons-y la faculté de faire des nettoyages de bouche sommaires et quelques pansements dans les conditions les plus médiocres. Voilà le bilan de ce qui peut être fait pour les dents des soldats, avec les seules ressources d'une infirmerie régimentaire.

La pratique journalière confirme tout ceci; dans la plupart des infirmeries, on arrache, et c'est la seule thérapeutique, les soins sont réduits à néant; mais il serait de toute injustice d'incriminer le médecin militaire.

Quant aux *affections de la bouche*, si leur traitement n'exige pas, ce qui est habituel, conjointement celui des dents malades, il sera possible dans une infirmerie, car leur thérapeutique n'est pas compliquée, l'armoire aux médicaments renferme à peu près le nécessaire; et l'outillage est bien simple : un miroir, une sonde, un abaisse-langue, un bistouri, un stylet porte-coton, permettront de faire face à de nombreux cas.

Dans les hôpitaux on peut faire un peu mieux : nous savons que la boîte n° 7 (arsenal de 1894) renferme un jeu de 9 daviers et 1 élévateur, ce qui est suffisant pour la grande majorité des extractions courantes ; les autres nécessitent, outre des instruments spéciaux, un opérateur rompu à leur difficulté ; car il faut bien se pénétrer de cette vérité que, si l'on arrive facilement à pratiquer de manière satisfaisante les extractions simples, il faut pour celles qui sont difficiles ou compliquées, un coup d'œil, une sûreté de main et une habitude qui ne s'acquièrent que par une longue pratique ; de toutes les opérations dentaires, il en est peu d'aussi délicates.

Pour les pansements et obturations la boîte n° 7 renferme des fraises à main, des excavateurs, des spatules et fouloirs. Ce matériel est encore très élémentaire, son emploi exige beaucoup d'habitude, de patience et de temps ; on ne pourra en somme l'utiliser que pour les caries non pénétrantes, restées très superficielles, et d'un accès facile ; les fraises à main ne permettent pas de faire plus. Encore faut-il mentionner que, comme la gutta-percha, le ciment dentaire que nous trouvons ici, d'un maniement difficile, ne fait que des obturations médiocres. L'alliage d'argent et d'étain n'est utilisable que lorsqu'il est de date récente.

Ici donc, quoiqu'il y ait un progrès marqué, l'outillage est bien insuffisant.

III. Nous en venons tout naturellement à étudier **quels sont les instruments et le matériel indispensables**, d'abord pour donner les soins les plus courants et suffire aux traitements ainsi qu'aux extractions simples et habituels, dans une infirmerie ou une garnison ; ensuite pour installer un *service dentaire complet*, comme nous pensons qu'il en faudrait un dans chaque corps d'armée.

Quelques idées directrices présideront au choix de ce matériel; il faut qu'il soit : 1° robuste comme tout ce qui doit servir pour des soldats, simple et facile à manier; 2° facile à entretenir et à stériliser; 3° en nombre suffisant pour que la stérilisation soit possible sans interrompre les soins; 4° composé d'instruments dont les différents modèles soient en nombre réduit, quoique suffisant à tous les besoins habituels; 5° que les modèles adoptés pussent faire un usage prolongé sans réparations d'entretien exigeant l'intervention du fabricant; 6° de toute première qualité, quoique coûtant le moins possible[1].

Voici donc ce qu'il sera indispensable d'avoir, pour donner les soins dentaires courants (SERVICES DENTAIRES D'INFIRMERIE OU DE GARNISON) :

Un *fauteuil de clinique,* ou à défaut une têtière mobile pouvant se fixer sur une chaise quelconque. Cet objet se trouve dans le commerce; on peut aussi, n'importe où, le faire fabriquer et l'adapter ainsi qu'il suit :

Deux pièces de bois, l'une verticale de $0^m,80$ de long, l'autre horizontale de $0^m,20$, larges toutes deux de $0^m,05$ et épaisses de $0^m,03$, seront réunies en T par une mortaise. Sur la plus courte on fixera de manière à ce qu'elles soient sensiblement relevées en arrière, deux pelotes ovales, en toile garnie d'ouate, de laine, de crin ou de foin, et que l'on aura faites de telle sorte qu'elles aient une épaisseur de 6 à 7 centimètres du côté extérieur,

[1] La dépense approximative minima sera de 250 à 300 francs (sans fauteuil) pour un service de garnison et de 600 francs (avec fauteuil) pour un service régional.

et de 2 à 3 centimètres seulement du côté intérieur; cette forme permettra à la région occipitale d'être appuyée commodément. Ces deux coussinets seront fixés sur la traverse avec quelques tours d'une bande en toile, ou mieux en flanelle.

Sur les barres médiane et supérieure du dossier d'une chaise très robuste, on fixera par des vis, l'un au-dessus de l'autre et parallèlement, deux étriers en fer forgé de dimension juste suffisante pour que la pièce verticale du T puisse s'y déplacer en hauteur, sans mouvements de latéralité; cette pièce sera percée d'une demi-douzaine de trous espacés de 3 en 3 centimètres, et dans lesquels pourra entrer à frottement dur une cheville qui, s'appuyant sur le bord de l'étrier supérieur, permettra de hausser ou de baisser la têtière.

1 *tour à pédale* ou machine à fraiser, complet, avec *pièce à main nº 7;* cet instrument est indispensable pour la préparation correcte des cavités, et les fraises à main ne sauraient le suppléer.

1 *angle droit nº* 2 pour accéder dans les cavités que l'on ne peut atteindre en ligne droite.

Fraises (fig. 1) :
- 12 rondes
- 12 cône renversé
- 6 roue mince
- 6 à fissures
- 6 forets

assorties, dont moitié pour la pièce à main et moitié pour l'angle droit. Ne prendre que les dimensions moyennes. Trop petites, elles se cassent; trop grosses, leur usage est restreint.

1 *brosse cuivre* avec son mandrin, pour nettoyer les fraises.

2 *miroirs à bouche* (pouvant supporter la stérilisation) de dimension moyenne.

2 *précelles*, 1 petite recourbée, 1 grande à mors un peu longs.

2 *sondes* d'examen courbes (voir la figure p. 29).

1 *poire à air chaud* (fig. 2).

1 *seringue* ou *poire à eau* pour lavages.

2 *grattoirs* pour le tartre en forme de crochet (voir la figure p. 37).

7 *excavateurs* (voir figure p. 24) nos 1, 5, 6, 7, 8, 11, 12.

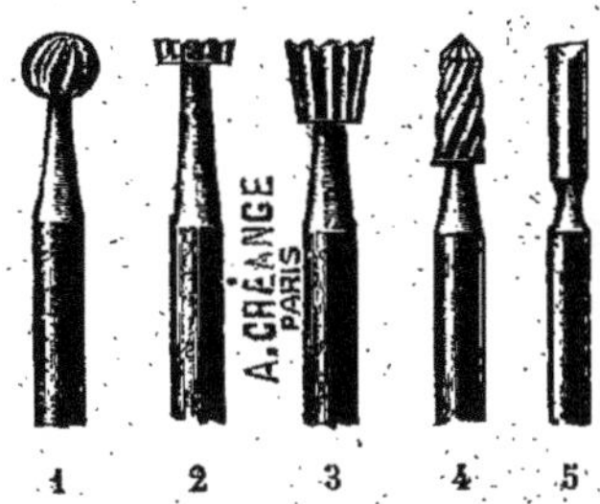

Fig. 1. — Fraises.

1, ronde. — 2, roue. — 3, cône renversé. — 4, à fissures. — 5, foret.

Des *sondes à canaux* et *tire-nerfs*.

1 *ciseau à émail* droit (fig. 3).

2 *meules à racine* en carborindon.

1 *mandrin* pour meules.

2 petits *manches de sonde* en métal.

2 *fouloirs doubles* pour plombages, *un fouloir simple* (v. fig. 20 p. 101 et 24 p. 107).

2 *brunissoirs*.

2 *spatules*, 1 simple flexible, 1 double rigide à extrémités l'une droite, l'autre courbe (voir la figure p. 103).

1 *porte amalgame* (voir figure p. 106).

1 *mortier à amalgame* (voir figure p. 105).

1 *flacon buis* pour mercure.

Des *disques* ou bandelettes (*strips*) en papier et toile émeri, pour polir les obturations.

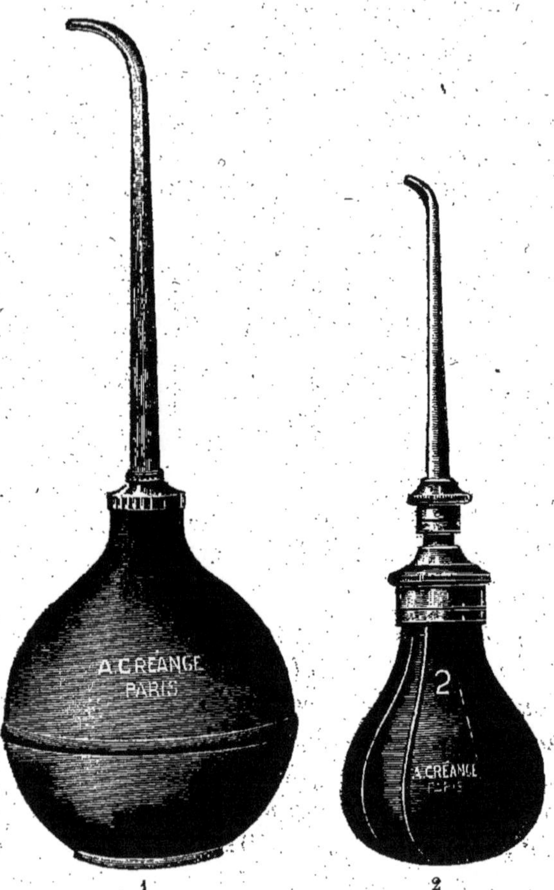

Fig. 2.

1, poire à air. — 2, poire à eau.

Une demi-douzaine de petits *godets à aquarelle* qui, bouillis et flambés, recevront les médicaments employés pour les pansements.

Une demi-douzaine d'*agitateurs en verre* pour puiser dans les flacons.

2 *cuvettes à photographie* format 9 × 12 et deux format 13 × 18, en verre ou faïence, qui recevront les instruments.

Quelques *plaquettes de verre* épais, de 7 à 10 centimètres carrés, à bords rodés à la lime ou à la meule.

Les autres instruments, bistouris, ciseaux, thermocautère, brûleur à alcool, le fourneau à gaz, le bouilleur, les verres, se trouveront à l'infirmerie.

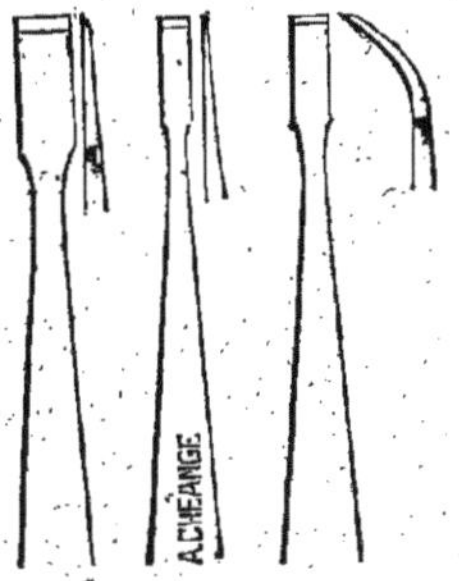

Fig. 3.
Ciseaux à émail.

Pour les extractions il faudra au moins *huit daviers* (voir les figures p. 168 et suiv.) :

1 pour incisives et canines supérieures (n° 2).

1 pour molaires supérieures droites (n° 17).

1 pour molaires supérieures gauches (n° 18).

1 pour prémolaires supérieures et leurs racines (n° 7).

1 forme baïonnette pour racines supérieures (n° 51).

1 pour molaires inférieures (bec de perroquet) (n° 73).

1 pour dents de sagesse et molaires inférieures (n° 79).

1 pour racines inférieures, pouvant aussi servir pour incisives, canines et prémolaires inférieures (n° 74).

2 *élévateurs :* 1 pied-de-biche et 1 élévateur droit.

La *clef de Garengeot,* qui existe dans toute infirmerie, rendra exceptionnellement des services.

1 *seringue* à injections hypodermiques. Toutes les infirmeries en possèdent, et l'on peut les utiliser ; elles sont généralement à piston de cuir, donc difficilement

stérilisables, ce qui est un inconvénient sérieux.

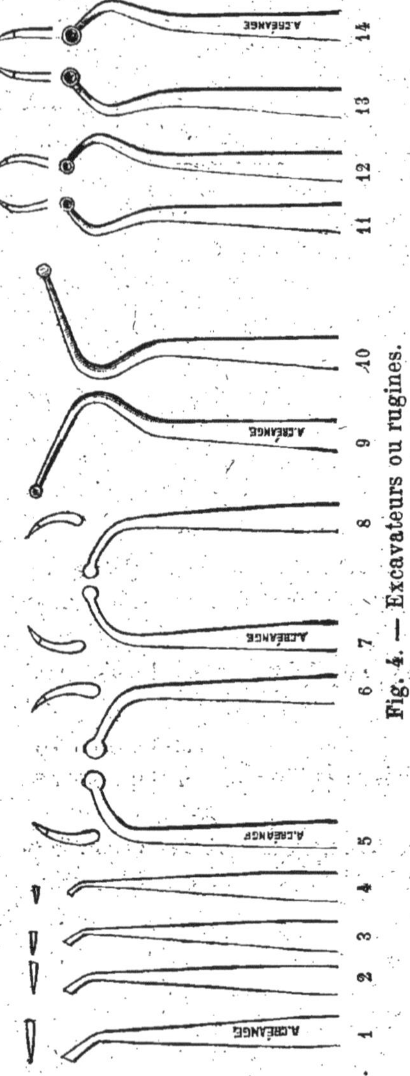

Fig. 4. — Excavateurs ou rugines.

Dans un SERVICE DENTAIRE RÉGIONAL, où tous les soins et extractions devront pouvoir être exécutés, le matériel demandera à être plus complet. Il faudra les instruments précédents, mais en plus grand nombre, et en outre ceux qui suivent :

1 *fauteuil* pouvant être élevé et basculé.

Grattoirs pour le tartre ; outre les nos 1 et 2 la série comprendra les formes nos 3, 4, 5 et 6 (voir figure p. 37).

Excavateurs nos 2, 3, 4, 9, 10, 13, 14.

1 paire *ciseaux à gencives* courbes.

Scies à séparer, *limes* à séparer (fig. 5 et 6).

La collection de *daviers* demande à être complétée, on y ajoutera (voir la figure p. 169 et suiv.) :

1 davier demi-baïonnette pour racines supérieures (n° 77).

1 pour dent de sagesse supérieure (n° 67).

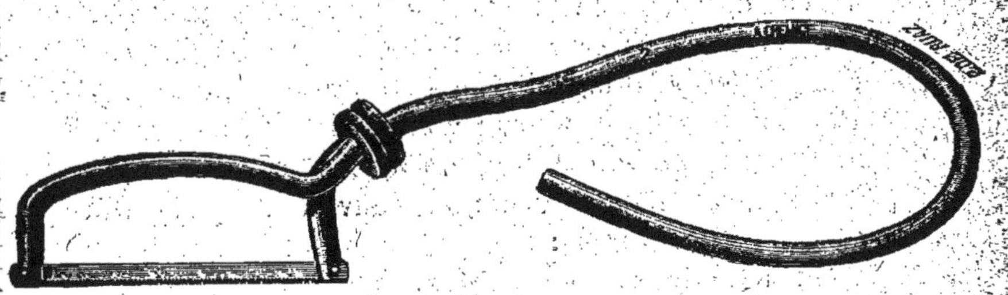

Fig. 5.
Scie à séparer.

1 pour uni et bi-cuspides inférieures (n° 21).

1 pour molaires inférieures (n° 75).

Outre les *élévateurs* déjà cités, il faudra :

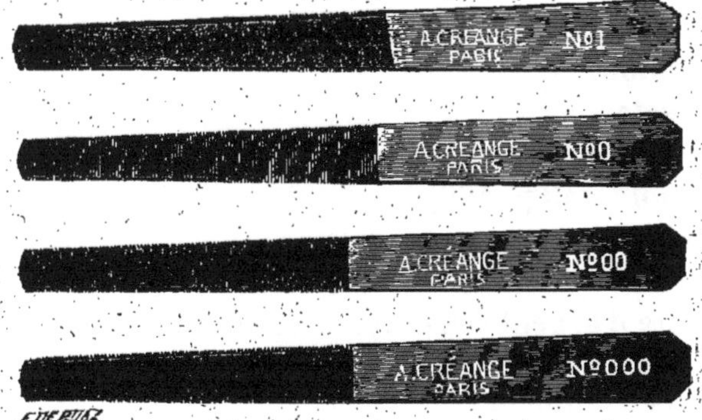

Fig. 6.
Limes à séparer.

1 langue de carpe avec gros manche en métal.

Les seules *obturations* que l'on pratiquera dans le milieu militaire étant les obturations plastiques, dans l'une et l'autre installation, il faut avoir sous la main :

De la gutta-percha (marques White ou Gilbert).

Du ciment (marques Harvard ou Poulson).

De l'amalgame, dont il existe beaucoup de marques, mais qui est plus commode à employer en paillettes qu'en poudre. L'alliage d'argent et d'étain, de la nomenclature, est suffisant pourvu qu'il soit de date récente.

Les *médicaments nécessaires* ne sont pas très nombreux ; dans la liste suivante on trouvera de quoi faire face à tous les besoins :

Acide arsénieux.

Acide chlorhydrique.

Acide chromique.

Acide phénique liquide (9 parties d'acide phénique cristallisé et une partie d'alcool à 90°).

Alcool à 95°.

Chlorure de zinc (à 1/10).

Cocaïne, stovaïne ou novocaïne.

Collodion.

Créosote.

Eau oxygénée.

Formol (à 40 p. 100).

Iodoforme.

Mercure.

Nitrate d'argent (en crayons et en solution à 1/10).

Teinture d'iode.

Trioxyméthylène.

Avec cela de l'ouate hydrophile, du coton ordinaire, et si possible de l'amiante en fibres.

CHAPITRE IV

I. Préliminaires des opérations dentaires. — Organisation matérielle. — Préparation de l'opérateur. — Installation du patient. — Examen de la bouche. — II. Ordre de mise en état d'une bouche. — III. Le Tartre. — Nettoyage de la bouche.

I. Nous sommes maintenant en possession de tout ce qui nous est nécessaire; avant d'opérer, il reste seulement à faire quelques préparatifs et à prendre quelques précautions d'ordre et de propreté.

Le fauteuil sera placé en face et près d'une fenêtre, mais de façon à ce que le soleil ne gêne ni l'opérateur, ni le patient; un store ou un rideau seront souvent nécessaires.

Sur une table ou sur un rayon, à droite du fauteuil, à portée, sans être trop près de l'opérateur, les médicaments, contenus dans des flacons propres et clairement étiquetés, seront rangés bien en ordre. Il est à recommander de ne jamais verser directement du flacon dans les petits godets à aquarelle, mais de puiser avec un instrument préalablement flambé, agitateur en verre pour les liquides, spatule pour les poudres. Le godet, bouilli après la séance précédente, sera passé à la flamme aussitôt avant d'être utilisé.

A côté des flacons seront placées les substances obturatrices, gutta-percha, ciment, amalgame, flacon à mercure. A côté de ces produits les godets, les agitateurs en verre, les plaques de verre qui serviront pour le ciment, le mortier à amalgame, le brûleur à alcool ou mieux à gaz.

Enfin, dans les cuvettes on disposera par catégories, de façon à les retrouver rapidement, les divers instruments dont il a été question. Il est commode de mettre séparément, dans un verre à boire, les miroirs, précelles et sondes d'examen, invariablement nécessaires pour tout malade que l'on soigne ou examine.

Sur un autre rayon, ou sur la table si elle est assez grande, mais assez loin de l'opérateur pour ne pas le gêner, on placera une solution phéniquée faible, de l'eau filtrée et bouillie, dans de grandes bouteilles ou dans des tonnelets en verre ; à côté, du coton hydrophile dans un bocal, et quelques verres à boire.

Les daviers et élévateurs seront avec avantage déposés sur un linge propre, dans un tiroir ou une armoire, afin d'éviter que leur vue n'effraie les patients. Au moment d'opérer ils seront passés à la flamme du brûleur, et bouillis aussitôt après avoir servi.

Avant de commencer un examen ou des soins, on disposera soit sur la tablette attenante au fauteuil, soit sur une petite table placée en avant et à gauche : 1° un verre contenant dans la solution phéniquée faible, 1 miroir, 1 sonde, 1 précelle qu'il faut invariablement avoir sous la main ; on y joindra les grattoirs ou excavateurs dont on pourra avoir besoin ; ces instruments, bouillis depuis leur dernier emploi, seront légèrement passés à la flamme avant de servir, et même au cours de l'intervention, après avoir été essuyés sur un linge ou une bribe d'ouate, lorsqu'ils sont souillés de sang ou de

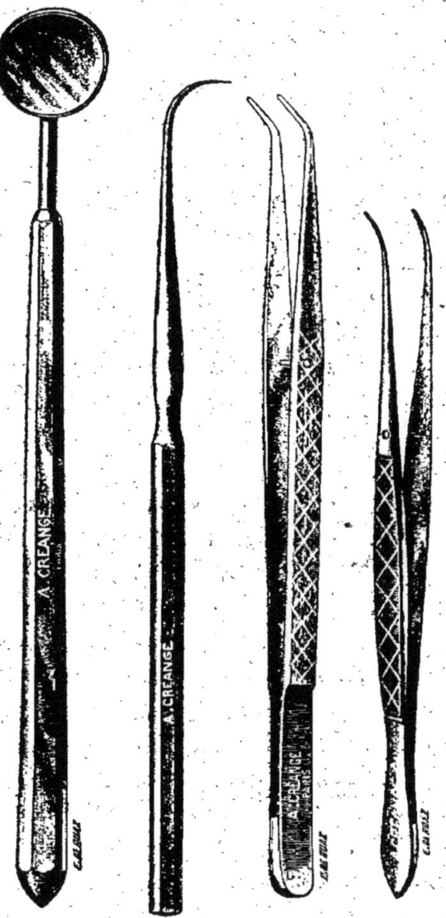

Fig. 7.
Miroir, sonde d'examen, précelles.

pus, ou d'autres impuretés; 2° un second verre, ou un

porte-coton garni d'ouate hydrophile ; 3° un verre contenant un gargarisme tiède ; 4° un brûleur à gaz ou à alcool, allumé; 5° dans des godets, les médicaments que l'on va employer; 6° rangés en ordre sur la tablette les spatules, fouloirs, brunissoirs, etc., dont on aura besoin s'il s'agit d'une obturation.

Ces divers instruments, au cours de l'intervention, devront être replacés sur la tablette non pas au hasard, mais méthodiquement, ce qui, permettant de les retrouver promptement, fait gagner beaucoup de temps.

Si l'on doit employer la gutta-percha, on la prépare immédiatement; la quantité nécessaire est chauffée au-dessus de la flamme puis façonnée à la forme convenable pour l'introduire facilement dans la cavité. Le ciment et l'amalgame ne seront préparés qu'au moment de l'emploi.

Un crachoir, ou à défaut un seau, seront mis à la portée du patient, de manière à ce qu'il n'inonde pas le sol. Une compresse ou une serviette propre à portée de l'opérateur lui permettront d'essuyer ses instruments ou ses doigts, si besoin en est au cours de l'opération. Puis on installera le malade : le fauteuil élevé et la tête en arrière, pour le maxillaire supérieur, le fauteuil abaissé et la tête presque droite dans le cas contraire. Pour un examen général, on adoptera une position intermédiaire. Cela varie d'ailleurs avec la taille de l'opérateur. Il faut réunir ces trois conditions : 1° que le patient soit assis confortablement et ait la tête solidement appuyée ; 2° qu'il soit à une hauteur telle que l'opérateur n'ait pas à se plier en deux ni à faire de contorsions ; 3° que la partie à opérer soit aussi bien éclairée que possible.

Enfin, tout étant prêt, l'opérateur savonne et brosse ses mains et peut se mettre au travail.

(Toutes ces précautions semblent banales, et s'imposer d'elles-mêmes. Il n'est pourtant pas inutile de les rappeler à qui n'en a pas l'habitude ; outre qu'elles font gagner du temps, chacune d'elles a son importance, et dans un domaine aussi minutieux, les plus grands soins doivent être apportés, jusque dans les moindres détails.)

On passe alors à **l'examen de la bouche**, qu'il est souvent utile de faire tout d'abord rincer avec un gargarisme antiseptique.

La bouche étant largement ouverte, on procède, à l'aide du miroir qui sert de réflecteur et d'écarteur, à un rapide examen des parties molles d'abord : les lèvres, la muqueuse vestibulaire, la muqueuse jugale, la gencive, du côté vestibulaire, puis du côté lingual ; la langue, le palais, les piliers, les amygdales sont ainsi passés en revue, et l'on note ce qui mérite d'arrêter l'attention.

Puis on examine la dentition en général, on note la présence du tartre ; les lésions ou anomalies qui frappent toutes les dents, ou un grand nombre d'entre elles, attirent aussitôt le regard. Enfin l'on passe à l'examen individuel de chaque dent, lequel doit être fait d'une façon méthodique, dans un ordre toujours le même, et convenu d'avance, ce qui aide à sa rapidité. Chacun peut avoir sa méthode ; pour notre part nous conseillons d'examiner d'abord les dents supérieures puis les inférieures, en faisant le tour de l'arcade, à partir de la 3e molaire droite pour aller gagner son homologue du côté gauche. Chaque dent est examinée dans l'ordre suivant : face triturante, face jugale, face distale, face linguale, face mésiale[1] sans oublier la région du collet.

Pour cet examen, on emploie le *miroir* et la *sonde*, qui doit avoir une pointe acérée afin de déceler la moindre fissure. Le miroir écarte la joue ou la langue et réfléchit la lumière, pendant que la sonde passe minutieusement en revue tous les sillons de l'émail, toutes les fissures, toutes les lacunes qu'il peut présenter. Lorsqu'il y a des cavités de carie, on s'efforce d'en reconnaître le degré. Tous ces renseignements sont consignés sur la fiche. S'il y a doute sur le degré d'une carie, on peut réserver le diagnostic et attendre, pour un examen plus approfondi, que toutes les dents aient été visitées. Les dents sont-elles recouvertes de tartre dur ou de dépôts mous plus ou moins adhérents? l'examen ne peut être fait qu'après leur ablation.

C'est à l'examen des faces interstitielles, des sillons de l'émail, sous les dépôts de tartre, au niveau du rebord de la gencive, qu'il faut redoubler d'attention pour dépister la carie; dans ces diverses régions, n'étant pas contrariée par le nettoyage mécanique de la langue ou des joues, ni par le travail de la mastication, elle s'installe insidieusement, et s'étend souvent dans la profondeur, alors que superficiellement la perte de substance est très minime. Dans les interstices, la sonde est souvent impuissante à déceler le mal; on se sert alors d'un fil de soie floche que l'on passe tendu entre les deux dents : si l'on a la sensation qu'il accroche en passant sur leurs faces, ou s'il ressort effilé, il y a des

[1] Ces termes, que nous aurons l'occasion d'employer fréquemment désignent : par *face mésiale* celle qui est la plus rapprochée de la ligne séparant en avant les deux moitiés de chaque maxillaire. La *face distale* en est au contraire la plus éloignée. Les autres faces se définissent d'elles-mêmes.

chances que ce soit par le bord d'une cavité ou par une concrétion tartrique.

Les résultats de cet examen sont consignés sur la *fiche dentaire* dont nous parlerons plus loin, et au moyen de laquelle on pourra établir l'ordre à suivre pour donner les soins reconnus nécessaires.

II. **Cet ordre de mise en état d'une bouche** doit être établi avec méthode; s'il varie pour chaque malade, au moins peut-on poser des principes généraux :

Tout traitement devra invariablement débuter par l'ablation minutieuse du tartre; puis on fera toutes les extractions reconnues nécessaires, par ordre d'urgence, c'est-à-dire qu'on ôtera d'abord les chicots ulcérant la langue ou les joues, les racines ou dents causes d'abcès ou de fistules, ou point de départ d'une gingivo-stomatite. Une fois les extractions terminées, et *seulement* à ce moment, on entreprendra de soigner les caries susceptibles de l'être; c'est là une règle très importante à suivre chez les soldats, car beaucoup d'entre eux, n'en comprenant pas la nécessité, ne consentiraient plus à laisser pratiquer d'extractions une fois leurs dents soignées; et les inconvénients signalés plus haut (abcès, fistules, ulcérations, etc.) ne disparaitraient pas, ou même s'aggraveraient. Il peut en outre, y avoir avantage à supprimer des dents ou racines qui, servant de réceptacle aux débris d'aliments ou aux germes nocifs, favorisent la carie des dents voisines. Enfin, les soins (préparation des cavités, obturations) en sont parfois grandement aidés, l'accès de la cavité étant rendu plus facile.

Pour les soins, il y a également un ordre à suivre : si le malade souffre, soigner d'abord la ou les dents douloureuses; mais, à part cette exception, débuter toujours par les dents dont le traitement sera probablement le plus long, et qui demandent de nombreux pansements; puis continuer par les caries moins importantes et moins longues à traiter, pour terminer par les simples points que l'on soigne en une séance. On pourra de la sorte mener très activement la mise en état d'une bouche, car il sera possible de conduire de front le traitement de plusieurs dents, en soignant les moins atteintes dans les intervalles, à mesure que s'espaceront les pansements des autres, longues à traiter; on arrivera même, lorsqu'on n'aura plus qu'à renouveler les pansements, à s'occuper dans la même séance, et d'une dent très malade, et d'une dent à peine attaquée par la carie.

Quant aux affections des parties molles de la bouche, leur traitement devra être institué dès le début des opérations sus-indiquées et mené de front avec elles, car la remise complète en bon état de la denture constituera bien souvent la base et la première condition de succès, pour obtenir la guérison des dites maladies.

III. **Le tartre, nettoyage de la bouche.** — Tout traitement, avons-nous dit plus haut, devra invariablement commencer par l'ablation du tartre; sans nous y étendre ici, il sera utile d'en dire quelques mots avant la description de l'opération appelée *nettoyage de bouche*.

Le tartre revêt deux aspects différents : le plus souvent (*tartre dur*) c'est une incrustation pierreuse, d'une couleur blanc-jaunâtre sale, déposée en couches d'épaisseur variable à la surface des dents; ses points d'élection sont proches des orifices des canaux salivaires, savoir : au maxillaire inférieur, principalement sur la face linguale des dents antérieures; au maxillaire supérieur, il se rencontre surtout sur la face jugale des première, deuxième et troisième molaires. Il va sans dire qu'on peut en trouver partout ailleurs, hors du frottement de la langue et des lèvres; l'absence du nettoyage mécanique de la mastication en favorise le dépôt. Aussi, lorsqu'on constate une agglomération de tartre abondante sur les dents d'un seul côté, peut-on être certain de trouver de ce côté, soit une dent profondément cariée, soit une dent douloureuse, soit l'absence de une ou plusieurs dents, à cause de quoi le patient a pris l'habitude de ne plus mastiquer que du côté opposé.

Le tartre se présente aussi (*tartre mou*), comme un enduit épais, visqueux, blanc jaunâtre ou verdâtre, au niveau du collet des dents; il doit être enlevé comme le précédent.

Le tartre est formé de micro-organismes, qui jouant le rôle de ferments, précipitent les carbonates et phosphates terreux contenus dans la salive. Outre ces microbes et ces sels, il contient aussi des substances organiques (débris alimentaires) et des cellules de diverse sosrtes. « Il varie, dit FREY, en quantité selon le nombre et la qualité des microbes, en qualité suivant leur virulence. »

C'est la cause occasionnelle de beaucoup de stomatites. La gingivo-stomatite tartrique procède directement de sa présence : par son action à la fois mécanique et infectieuse, la gencive est peu à peu décollée, le cul-de-sac ainsi formé s'enflamme grâce à la présence des micro-organismes. Il est donc exact de dire que l'ablation du tartre est la première opération à pratiquer pour la mise en état d'une bouche.

Avant l'opération, on disposera les instruments suivants : un excavateur n° 1, un ciseau à émail petit[1], et les divers instruments à nettoyer indiqués plus haut.

Il sera bon aussi de nettoyer le mieux possible les dents, surtout au niveau du collet, avec un tampon d'ouate imbibé d'alcool. Puis, à ce même niveau, de badigeonner légèrement la gencive à la teinture d'iode; on placera à la portée du malade un gargarisme antiseptique dont on le fera user fréquemment.

L'ablation des calculs tartriques se fait par traction ou par pression, en tenant l'instrument comme une plume, entre le pouce, l'index et le médius, et en prenant avec les autres doigts un point d'appui solide sur les dents ou sur la main gauche; ou bien encore, c'est le pouce qui prend le point d'appui, les quatre autres doigts maintenant l'instrument dans la paume de la main.

Il faut débuter **par les dents du bas**, car si bien que l'on opère, la gencive saigne souvent, ce qui gênerait, si l'on avait commencé par la mâchoire supérieure.

L'opérateur se place derrière le fauteuil, il tient de la main gauche un miroir qui va lui servir à écarter successivement la langue ou les joues, en éclairant en même temps le champ opératoire. De la main droite, avec le grattoir n° 2, tenu comme une plume à écrire on détache le tartre des faces linguales des dents (car c'est là qu'il est le plus abondant), en insérant l'extrémité de l'instrument au niveau du collet sous le bloc de tartre, et en exerçant une traction de bas en haut. On commence à la canine droite, pour suivre l'arcade jusqu'à la dernière molaire gauche, puis avec le

[1] Voir figures 3, 4 et 8, pages 23, 24 et 37.

grattoir n° 1, on répète le même mouvement dans les interstices des dents, en ayant soin de gratter les deux dents qui les limitent. Les mêmes manœuvres sont répétées du côté labial de l'arcade, en s'appliquant, sur l'une comme sur l'autre face, après avoir détaché les gros blocs, à râcler soigneusement les parcelles qui restent adhérentes à la dent; l'excavateur n° 1 ou le ciseau à émail peuvent rendre ici des services.

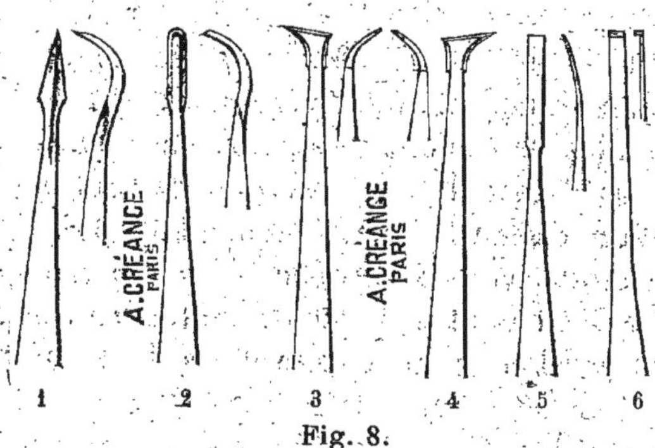

Fig. 8.
Grattoirs pour le tartre.

Il reste à nettoyer les dents du côté droit, de la canine à la troisième molaire, car dans la position indiquée, la main droite ne pouvait les atteindre[1]; il faut donc à ce moment se placer à droite et un peu en avant du patient, et procéder comme il vient d'être dit.

On peut à la rigueur se contenter des grattoirs n°s 1 et 2 si l'on possède les n°s 3 et 4 l'un droit, l'autre gauche,

[1] A ce propos, il sera utile de faire ressortir l'importance qu'il y a pour le dentiste à savoir se servir indifféremment de ses deux mains, et travailler aussi bien à gauche qu'à droite du fauteuil. L'opérateur au lieu de se déplacer continuellement, n'a qu'à se passer d'une main à l'autre, l'instrument dont il se sert.

il est très avantageux de s'en servir pour les molaires, la pointe grattant les interstices et l'arête tranchante les faces; car leur courbure spéciale permet des tractions parallèles à l'axe des dents.

Malgré tous les soins mis au nettoyage, il reste souvent dans les interstices, surtout au niveau et même au-dessous du collet, des parcelles de tartre, assez volumineuses parfois; on les enlève par pressions successives sur les deux faces limitant l'interstice, avec le grattoir n° 5 qui est très fin et spécialement indiqué pour cela, ou à défaut avec l'excavateur n° 1.

Lorsque les blocs sont très gros, on a parfois de la peine à les détacher par traction; il faut alors, au moyen d'un ciseau à émail bien affilé, agissant par pression, soit avec le tranchant de l'instrument, et perpendiculairement à la dent, soit avec l'angle du ciseau et parallèlement à l'axe de la dent, fendre par le milieu la concrétion tartrique qui souvent se détache en deux moitiés. On agira d'un coup sec, en limitant très soigneusement la course de l'instrument, pour éviter toute échappée pouvant blesser la gencive.

On détartre parfois des dents extrêmements branlantes; il est indispensable dans ce cas d'agir avec douceur et de maintenir solidement la dent avec le pouce ou l'index gauche sur son bord tranchant ou sa face triturante.

Pour les **dents supérieures**, les indications générales et le manuel opératoire sont les mêmes: l'opérateur à droite et en avant du patient, commence par détacher le tartre sur la face jugale de la troisième molaire et fait ainsi le tour de l'arcade; la main gauche, armée du miroir, écarte la joue ou la lèvre et réfléchit la lumière; puis on passe à la face linguale où le miroir n'a plus qu'à éclairer le champ, à mesure qu'il est parcouru par les instruments.

Une fois les deux arcades soigneusement débarrassées de leur tartre, on pourra, avec des baguettes de bois tendre taillées à la grosseur voulue, ou un petit tampon d'ouate roulé sur une vieille fraise et monté sur le tour, frotter la face des dents avec une poudre à polir (craie, ponce). Enfin, après un rinçage soigneux de la bouche, les gencives seront, pour finir, touchées à la teinture d'iode.

CHAPITRE V

Carie dentaire en général. — Étiologie. — Différentes sortes de caries.

Définition. — La carie dentaire est une altération des tissus durs de la dent caractérisée par son origine chimico-parasitaire, son allure progressive, sa marche toujours centripète et la désorganisation plus ou moins étendue qui en résulte.

Le terme de carie consacré par l'usage, prête à confusion, car il semble assimiler les dents au tissu osseux également susceptible de carie, alors qu'aucune analogie n'existe, anatomiquement parlant, entre l'os et la dent.

Cette affection est de tous les âges et de tous les temps, et malheureusement très fréquente. Preiswerck évalue à 1 p. 100 seulement le nombre d'adultes dont la dentition n'a jamais souffert. D'après notre statistique (voir p. 9), 10 p. 100 environ des soldats sont incorporés avec des dents intactes; mais elle ne porte que sur des hommes de vingt-deux ans au plus, sélectionnés au point de vue physique.

Étiologie. — Nous ne saurions mieux faire pour

exposer les causes de la carie, que d'adopter la classification si claire et si simple de FREY ; cet auteur distingue :

Les causes prédisposantes générales,
Les causes prédisposantes locales,
Les causes occasionnelles,
Les causes efficientes.

Causes prédisposantes générales. — L'âge, la constitution, la race et le sexe peuvent avoir une influence qui varie d'ailleurs avec les individus ; on peut y ajouter la condition sociale.

Age. — C'est, avons-nous dit, une affection de tous les âges. On peut la rencontrer dès trois ou quatre ans, car la dentition temporaire n'est pas épargnée, sa fréquence augmente progressivement à mesure que grandit l'enfant. Pour les dents permanentes, l'époque de prédilection de la carie se place entre treize et vingt-cinq ans, période où les dents, se calcifiant progressivement, sont encore riches en matières organiques. Les dents définitives, surtout la première molaire, sont fréquemment atteintes avant même la fin de la première dentition. Chez l'adulte, plus les dents se calcifiant, deviennent dures, moins la carie a chance de les attaquer.

Constitution et état général. — Sur 97 hommes ayant une dentition parfaite, notre statistique en trouve 44 classés *très bon*, 40 *bon*, 13 *assez bon* (pas un seul de médiocre), au point de vue de la constitution.

La première dentition est influencée par l'état général de la mère, dont la grossesse, régulière et normale, a chance d'influer en bien sur la qualité des dents de lait de l'enfant.

Pour les dents permanentes, toute cause de déchéance passagère ou définitive de l'organisme aura sa répercussion sur elles et diminuera leur résistance à la carie, en les appauvrissant de sels minéraux ; cela est vrai chez l'adulte, mais plus encore chez l'enfant alors que les dents se développent. C'est ainsi que la croissance, le rachitisme, l'hérédo-syphilis chez l'enfant, et chez lui comme chez l'adulte, les maladies aiguës, le surmenage, l'anémie; chez la femme, la grossesse, sont autant de causes prédisposantes.

La race, et par conséquent l'*hérédité* ont une influence évidente. Il y a en effet des races à bonnes dents, et des régions où sévit la carie. Les Normands, par exemple, sont unanimement connus pour leur mauvaise dentition. D'après Magitot et Dubois, en 1867, pour la France, les maxima seraient en Normandie et vers les embouchures des trois grands fleuves de l'Ouest; les minima en Bretagne, dans le plateau central et tout le long de la vallée du Rhône.

On a incriminé certaines *boissons*, comme le cidre en Normandie; ou bien des habitudes alimentaires. On a accusé aussi le *climat*, le voisinage de la mer ou des grands fleuves. Tous ces arguments ne semblent pas très valables, et l'influence de la race paraît bien plus sérieuse. Deux races : les *Celtes* petits et vigoureux, à dents saines, et les *Kymris*, grands, blonds, à dents défectueuses, ont peuplé le sol français. Et c'est encore dans les contrées jadis habitées soit par les Celtes, soit par les Kymris, que la dentition est la meilleure pour les premières, et la moins bonne pour les secondes. La race étant d'ailleurs souvent mélangée, on trouve un peu partout de mauvaises dentitions.

Quant au *sexe*, la carie semble bien être plus fréquente

chez la femme que chez l'homme, dans une proportion de 2 à 3 environ. La cause en est-elle dans l'influence de la grossesse ? la moindre vigueur moyenne ? ou dans un degré inférieur de calcification ?

La *condition sociale* mérite une mention : chez le pauvre, dans des conditions d'hygiène générale défectueuse, sans aucune précaution d'hygiène locale, la carie a beaucoup plus de chances de trouver un milieu favorable.

Causes prédisposantes locales. — Certaines prédispositions tiennent à la dent elle-même, elles proviennent d'un défaut congénital de structure. L'*émail* peut en effet présenter des sillons, des fissures, des dépressions, même des lacunes et des *érosions* (voir page 157). Ce vice de conformation mérite une mention spéciale, car il se rattache à la classe précédente (causes prédisposantes d'ordre général).

D'autres imperfections, siégeant plus profondément, atteignent aussi la dentine. Galippe a fait des recherches tendant à démontrer que la dent est plus ou moins dense suivant l'état général du sujet, non seulement au moment de l'évolution de l'organe, mais aussi pendant toute la vie, d'où une résistance plus ou moins grande d'après les périodes de santé ou de maladie. Dans cet ordre d'idées, P. Ferrier dénomme *odontocie* un état spécial des dents, caractérisé par la mollesse de l'ivoire et leur peu de résistance à la carie, coïncidant avec un état analogue du squelette, dit *ostéocie*, sorte d'ostéomalacie fruste. Il faut enfin mentionner les lacunes, appelées espaces interglobulaires (Czermac) de la dentine. Ce sont là autant de points faibles auxquels s'attaquera la carie, mais comme l'érosion ils se rattachent à la catégorie des causes prédisposantes d'ordre général.

Points d'élection. — La carie manifeste certaines préférences. C'est ainsi que les dents supérieures sont plus souvent atteintes que les inférieures, sauf en ce qui concerne les deux premières molaires. Les canines et incisives inférieures, par exemple, restent souvent intactes dans des bouches où pas une autre dent ne subsiste. Bien souvent à un même maxillaire *les deux dents symétriques* sont atteintes.

Il faut attirer particulièrement l'attention sur le fait que les extractions prédisposent à la carie les dents restant dans la bouche. L'équilibre des pressions, et les rapports des dents entre elles, sur un même maxillaire, et d'un maxillaire à l'autre, étant rompu, il s'ensuit en effet des modifications de position qui écartent ou rapprochent certaines dents ; il en résulte aussi que celles qui restent doivent suppléer aux absentes et subissent un véritable surmenage des plus préjudiciables. De véritables amorces se créent ainsi pour la carie ; aussi ne saurait-on assez poser en principe, le devoir d'être conservateur à outrance, et de n'arracher que si l'on ne peut faire autrement.

Enfin, sur une dent déterminée certains points sont plus volontiers atteints ; les parties lisses, sujettes au nettoyage mécanique de la salive, de la langue, des joues ou des lèvres, sont les moins exposées ; tandis que c'est par les anfractuosités diverses, par les interstices des dents, par la région du collet que la carie s'introduit généralement.

Causes occasionnelles. — Ce sont toutes les lésions de l'émail, capables d'ouvrir aux microbes de la carie un passage vers la dentine. Nous avons parlé déjà des sillons, fissures ou lacunes congénitaux. Des fissures accidentelles peuvent se produire à la suite d'un traumatisme ou de l'ingestion d'aliments trop chauds ou trop froids. A plus forte raison, les fractures seront une cause de carie. Des traumatismes répétés peuvent finir par user complètement l'émail et mettre la dentine à nu ; une cause fréquente en est le frottement continu d'un crochet ou d'une partie quelconque d'un appareil de prothèse, sous lequel, la région usée étant à l'abri du nettoyage mécanique précité, les impuretés et les germes séjourneront et produiront d'autant plus facilement la carie.

Les dents subissent souvent une usure dite *abrasion mécanique*, ou bien il s'y produit des *lacunes cunéiformes ;* ces lésions, exceptionnelles à l'âge du soldat, peuvent servir de porte d'entrée à la carie.

La résorption de l'alvéole ou le retrait de la gencive au niveau du collet, par suite soit de l'âge, soit de l'extraction d'une dent voisine, ou encore sous la dépendance d'un état général (arthritisme) ou local (gingitostomatite), en mettant à nu le cément non recouvert d'émail, sont autant de facteurs de carie.

Parmi les causes occasionnelles, Frey mentionne encore les *fermentations acides* (acétique, lactique, butyrique) déterminées dans la bouche par un grand nombre de microbes, et capables de décalcifier l'émail des dents. Ces fermentations, jusqu'ici causes occasionnelles, poursuivant leur œuvre de destruction, vont aider la carie à décalcifier l'ivoire ; elles forment donc le trait d'union entre les causes occasionnelles et les causes efficientes qui vont être étudiées maintenant.

Causes efficientes. — Elles résident dans les microorganismes de la carie. Nous n'en dirons d'ailleurs qu'un mot. En 1857 Robin étudia le *leptothrix buccalis* et en fit l'agent spécifique de la carie. Mais des recherches postérieures ont démontré qu'il n'y a pas qu'un leptothix. Miller, Choquet, Vicentini, d'autres encore en ont décrit diverses espèces. Les travaux de nombreux auteurs ne sont pas arrivés à prouver l'existence d'un microbe spécifique de la carie. Galippe et Vignal en décrivent six, Miller en a trouvé cinq, Jung onze. Il est admis actuellement que cette affection est essentiellement polymicrobienne. Voici le processus de la carie tel qu'on l'admet en général :

Dans un *premier stade*, l'émail est décalcifié, lésion due aux leptothrix qui, s'attachant à sa surface, y déterminent des fermentations acides qui l'attaquent et le détruisent; nous avons vu plus haut que diverses autres causes peuvent faire disparaître l'émail. Mais de quelque façon qu'ait été ouverte la porte d'entrée, le *second stade* est le même : les microbes divers pénétrant par cette porte, envahissent les canalicules de l'ivoire, ils y occasionnent des fermentations acides qui, dissolvant les sels de chaux, détruisent les tissus durs; tandis qu'ils trouvent dans les matières organiques un milieu de culture et un aliment. Au total leur présence dans les canalicules de la dentine aboutit donc à la destruction, et de sa substance minérale, et de sa substance organique.

Nous venons d'exposer rapidement la *théorie chimico-parasitaire* de la carie, qui fait dériver celle-ci d'une action à la fois chimique et microbienne, et qui a été ainsi nommée pour la différencier de deux théories antérieures : la *théorie chimique* (Magitot) laquelle n'envisage qu'une action d'ordre chimique, et la *théorie parasitaire* qui néglige l'action précédente. Preiswerck réserve le terme de *chimico-parasitaire* aux caries dans lesquelles la décalcification des dents est causée par d'autres acides que ceux élaborés par les microbes de la cavité buccale ; il considère comme *parasitaires purs* les phénomènes de carie lorsqu'il y a production d'acides, sous l'influence d'actions bactériennes. Le nom d'ailleurs importe peu, si l'on s'entend sur le processus de la lésion.

Différentes sortes de carie. — Au point de vue clinique, il faut distinguer la *carie simple* et la *carie pénétrante*, suivant qu'elle atteint ou non la totalité des tissus durs, et pénètre ou non jusqu'à la cavité pulpaire ; ces deux grandes classes peuvent d'ailleurs être subdivisées.

C'est ainsi que l'*École dentaire de Paris* admet une classification par degrés. Dans le 1er degré, l'émail seul est atteint.

Dans le 2e degré l'ivoire est atteint sans être détruit jusqu'à la pulpe. Ces deux degrés constituent les *caries simples*.

Dans le 3e degré, l'ivoire est détruit sur toute son épaisseur et la pulpe est dénudée. C'est la *carie pénétrante*. Si l'on s'en rapporte à la définition que nous avons donnée, et d'après laquelle c'est aux tissus durs que s'attaque la carie, on n'en peut anatomiquement admettre que trois degrés.

L'École dentaire de Paris emploie cependant, d'une façon courante, le terme de carie du 4e degré pour désigner la nécrose et la putréfaction pulpaires ; d'après notre définition, c'est une variété, une complication de la carie pénétrante ou du 3e degré. « Cette classification, dit Cavalié, très simple, tout empirique, rend de réels services dans la pratique, et mérite d'être conservée. ». Cruet, au contraire, s'élève contre le 4e degré qu'il trouve inutile et inexact. « Logiquement M. Cruet a raison, mais cliniquement la distinction en quatre degrés nous semble préférable; il y a quatre états qui se distinguent très nettement par leur symptomatologie et leurs indications thérapeutiques. » (Godon).

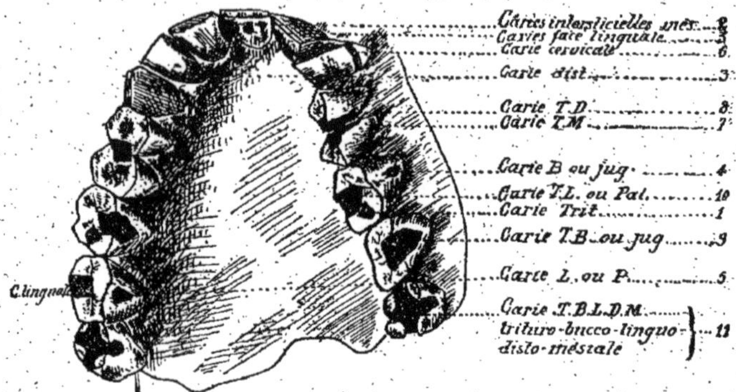

Fig. 9.
Divers sièges de la carie (Godon et Masson).

Que l'on dise d'ailleurs 3e degré compliqué ou 4e degré, la chose n'a pas grande importance, si l'on n'oublie pas que ce dernier terme n'est employé par certains que pour les commodités de la description clinique.

Au point de vue du *siège*, on classera les caries d'après leur situation : carie triturante, jugale, labiale, linguale, mésiale, distale, si elle siège sur l'une de ces faces. Si c'est à la fois sur deux d'entre elles, on aura des cavités mésio-triturantes, disto-linguales, mésio-linguo-triturantes, etc. Si la région du collet est atteinte, cette *carie du collet* sera dénommée suivant la face où elle siégera.

CHAPITRE VI

Caries simples. — 1er degré, 2e degré.

La carie du 1er degré résulte de la décalcification de l'émail, après disparition de la mince cuticule de Nasmyth qui le recouvre (fig. 10 et 11).

L'émail présente des solutions de continuité plus ou moins étendues, incolores ou bien d'un gris ou d'un jaune opaque, au niveau desquelles il perd sa transparence ; ou bien encore, si la carie est ancienne, la teinte de l'émail en voie de décalcification peut être brun foncé.

Ce premier degré n'offre pas grand intérêt au point de vue clinique, car il est bien rare que la lésion soit strictement limitée à l'émail, et dans ce cas, de deux choses l'une : ou bien on limera l'émail en ce point pour supprimer la petite cavité et obtenir une surface lisse ; ou bien on fera une obturation qui ne pourra tenir qu'en détruisant un peu d'ivoire, et l'on se comporte alors comme si la carie atteignait ce tissu.

Il arrive cependant que sous certaines influences soit mécaniques (crochets d'appareils, usure au niveau du collet dans un interstice où a eu lieu une extraction), soit d'ordre général (grossesse, maladies infectieuses), l'émail se décalcifie et laisse l'ivoire à nu sur une certaine étendue ; ces cas sont assez difficiles à traiter; il n'y a pas à proprement parler de cavité qu'on puisse obturer, et l'on délabrerait l'organe en en créant une ; le limage, douloureux par lui même, ne fait qu'augmenter le mal. Le meilleur traitement consistera dans des attouchements au nitrate d'argent ou au chlorure de zinc à 1/10, ou même avec le cautère, ce qui est malheureusement assez douloureux.

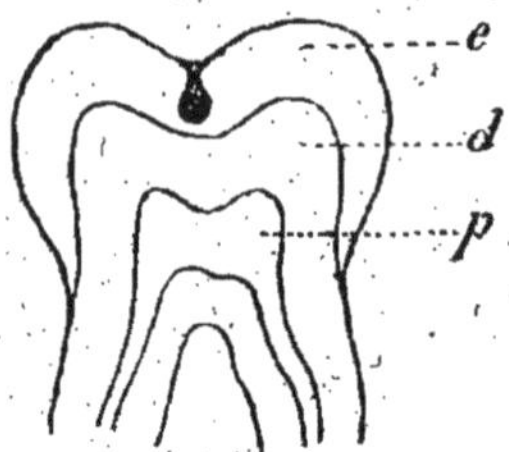

Fig. 10.
Carie du 1er degré
(Godon et Masson).

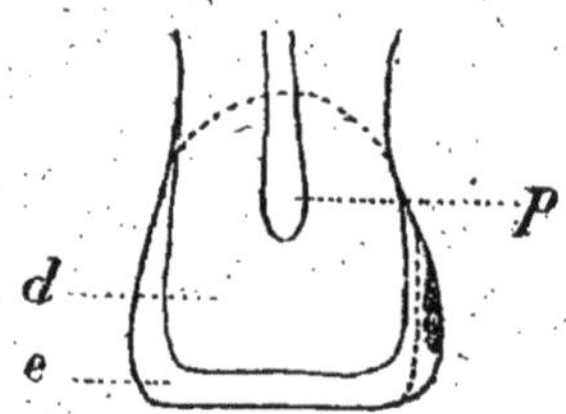

Fig. 11.
Carie de l'émail en nappe
(Godon et Masson).

Carie du 2e degré. — C'est, comme la précédente, une carie simple, non pénétrante ; après avoir traversé l'émail, elle a gagné l'ivoire sur une profondeur variable qui la fait confiner d'une part au 1er degré qui vient d'être étudié, d'autre part au 3e degré qui le sera plus loin (fig. 12).

A *l'inspection* sans instruments, la dent offre au niveau de la carie une teinte jaune foncé, grise ou noire ; elle peut néanmoins être à peu près incolore. Lorsque la cavité s'étend en profondeur sous une couche d'émail qui surplombe ses bords, cet émail revêt parfois une teinte d'un blanc laiteux, opaque, qui doit toujours mettre en défiance ; on l'observe surtout dans les caries interstitielles ; et dans celles qui se produisent à côté d'une cavité antérieurement obturée. Près des caries du collet, la gencive est souvent enflammée et fongueuse.

A *l'exploration* au moyen d'une sonde, on trouve un orifice généralement irrégulier, à bords rugueux, de dimensions variables, pouvant découvrir toute la cavité dentinaire, mais généralement plus étroit qu'elle, l'émail résistant mieux que la dentine. Cet orifice mène

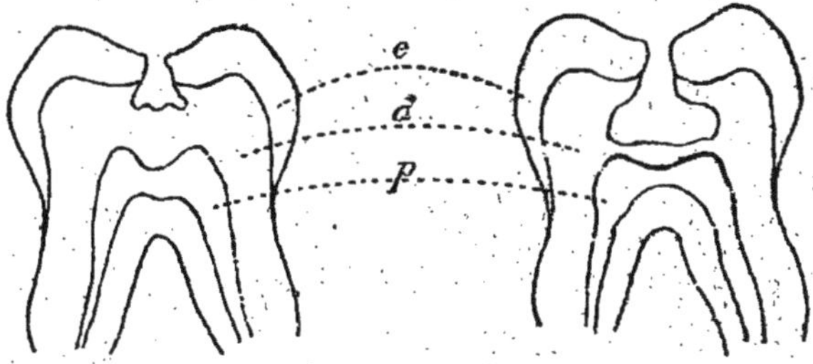

Fig. 12.
Carie du 2e degré (GODON ET MASSON).
e, émail. — *d*, dentine. — *p*, pulpe.

à une cavité de forme et d'étendue très variables ; parfois irrégulière, elle est souvent sphéroïdale, principalement lorsque la carie siège sur l'une des faces latérales de la couronne. D'autres fois, la face triturante et l'une des faces latérales sont atteintes à la fois, et la cavité rappelle vaguement la forme d'un coin. D'autres fois encore, elle simule une gouttière plus ou moins longue et profonde qui longe les sillons intercuspidiens ou la région du collet, s'étendant jusque sous la gencive et s'allongeant sur le pourtour de la dent (*carie serpigineuse*).

Dans l'intérieur de cette cavité on rencontrera des

débris d'aliments, de la dentine ramollie de couleur jaune ou brune, enfin un magma informe où le microscope découvre des prismes d'émail plus ou moins altérés, des débris de dentine, des cellules épithéliales de la muqueuse, des leucocytes, et toute la gamme des microbes de la bouche. La dentine altérée et ramollie se détache à l'excavateur en lames plus ou moins étendues, tapissant parfois toute la cavité, dont les dimensions exactes ne sont connues qu'une fois débarrassée de cette ivoire en voie de destruction.

La douleur *spontanée* est rare, on peut même dire qu'elle est nulle, et que lorsqu'elle existe, continue ou intermittente, sourde ou lancinante, c'est que la pulpe réagit, plus ou moins atteinte par l'infection.

La douleur *provoquée* est au contraire fréquente, parfois très vive ; le froid, une température élevée, les aliments acides ou sucrés la réveillent. Il en est de même de l'exploration, à mesure que l'excavateur, enlevant la dentine ramollie, arrive sur le tissu sain, et surtout lorsque la cavité est nettoyée avec une fraise, apparaît une douleur plus ou moins vive, suivant qu'on se rapproche de la pulpe. Cette douleur provoquée, distincte de celle qui va être décrite, dépend de la sensibilité propre de la dentine, laquelle n'a rien de pathologique et existe à l'état sain ; elle est plus ou moins développée et très variable d'après les individus et les régions de la dent ; le collet est son lieu de prédilection et les caries en sont, pour ce motif, souvent très laborieuses à traiter.

Lorsque l'ivoire est profondément atteint, il arrive qu'en mangeant, le patient ressente une vive douleur, une parcelle d'aliment dure ayant pénétré dans la cavité et en comprimant le fond ; ou qu'à l'examen l'action d'un instrument provoque un élancement douloureux. Dans ce cas c'est la pulpe qui manifeste sa sensibilité, non qu'elle ait été directement atteinte, mais parce que le plancher qui la sépare de la cavité, n'ayant plus qu'une faible épaisseur, lui transmet les diverses pressions qui arrivent jusqu'à lui.

La *marche* de l'affection est plus ou moins rapide, elle progresse parfois très lentement et peut évoluer vers la carie sèche et s'arrêter. D'autres fois elle reste molle, en progressant régulièrement. D'autres fois, enfin, la dent ou le sujet étant peu résistants, le mal gagne très rapidement. C'est ainsi qu'on peut voir, au cours d'affections aiguës, ou bien chez les surmenés et les débilités, une carie jusqu'alors à peine perceptible et jamais douloureuse, s'étendre en quelques jours en profondeur et en étendue, et pénétrer jusqu'à la pulpe, si la dent n'est rapidement soignée. Aussi les *pulpites* (voir plus loin) sont-elles très fréquentes au cours des maladies infectieuses (personnellement, nous l'avons souvent constaté dans la typhoïde et la scarlatine) et d'autant plus fréquentes que la maladie est plus grave.

Nous avons dit un mot des caries dites *sèches*, qui spontanément cessent de progresser et guérissent, les parois de la cavité devenant brunes, tapissées d'une substance dure et résistante ; cela se produit plutôt sur les caries à surface large et peu anfractueuse.

Dès que l'émail d'une dent est atteint, avant même que la dentine soit attaquée, on peut apercevoir, comme l'a décrit Magitot, sous l'émail altéré une zone blanche et transparente, en forme de cône à base extérieure, dont le sommet se dirige vers la cavité pulpaire. Ce cône blanchâtre, dit *cône de résistance*, provient de la réaction défensive de l'organe pulpaire, auquel l'irritation venant du dehors s'est transmise par l'intermédiaire des canalicules de la dentine : réaction qui se traduit par la production de dentine dite *secondaire*, laquelle se déposant dans les canalicules, aveugle leur lumière et transforme à ce niveau l'ivoire en un bloc compact.

La production de dentine secondaire peut aller plus loin, et se déposant dans la cavité pulpaire, en diminuer la capacité de sorte que l'organe central est forcé de se rétrécir. C'est à cette réaction défensive de la pulpe qu'est due la carie sèche.

CHAPITRE VII

Caries pénétrantes. — Pulpites. — Carie pénétrante compliquée. — Diagnostic des divers degrés de Carie.

Carie pénétrante ou du 3ᵉ degré. — La dentine a été détruite dans toute son épaisseur ; ce phénomène peut se produire soit progressivement, grâce à l'allure centripète du mal, soit brusquement, dans une carie très avancée du deuxième degré, lorsque le plancher pulpaire s'effondre par la pression d'un corps dur pendant la mastication, ou lorsqu'il est accidentellement perforé en un point, pendant le traitement d'une semblable cavité. De toutes façons, la pulpe est découverte : elle peut être plus ou moins altérée, et être restée vivante entièrement ou partiellement ; elle peut aussi être totalement nécrosée et putréfiée. Cette carie pénétrante compliquée sera étudiée à part : « distinction surtout importante au point de vue thérapeutique » (Frey).

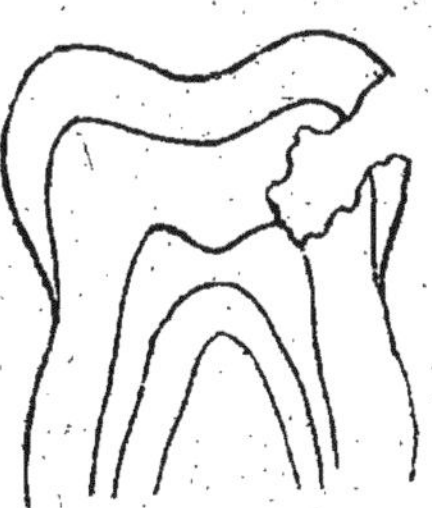

Fig. 13.
Carie pénétrante
(Godon et Masson).

Symptômes. — La simple *inspection* sans instruments ne donnera pas grand renseignement, sauf quand le fond de la cavité est assez détergé pour qu'on puisse voir saigner la pulpe, ou quand cet organe s'est hypertrophié et occupe tout ou partie de la cavité dentinaire. La coloration de la dent n'est pas modifiée et la gencive garde son aspect normal, sauf dans le cas de pulpite aiguë, où elle est rouge et congestionnée.

L'exploration de la cavité doit être faite avec beaucoup de prudence, car sa forme est « en bouton de chemise » ; il y a en effet deux cavités : celle de la pulpe d'une part, et de l'autre celle de la carie, reliées entre elles par un pertuis généralement étroit, mais qui peut avoir des dimensions étendues, si le plancher de la carie s'est effondré tout d'un coup. Lorsque la sonde vient à s'y engager et à toucher la pulpe, le patient en ressent une douleur aiguë ; aussi faudra-t-il viser à établir le diagnostic par l'interrogatoire d'abord, puis en nettoyant la cavité de carie assez légèrement pour que le pertuis, s'il existe, puisse être aperçu sans qu'il soit nécessaire d'y enfoncer une sonde.

Le principal signe est la *douleur spontanée* ou *provoquée*, et c'est elle qui fera presque toujours faire le diagnostic. La douleur diffère suivant que la pulpe est saine ou *enflammée* (*pulpite aiguë, subaiguë* ou *chronique*).

1er cas, Pulpe saine. — Il vaudrait mieux dire non enflammée ; car quoique n'ayant pas encore réagi, elle peut fort bien avoir été déjà gagnée par des germes qui ont cheminé à travers les canalicules de l'ivoire. La douleur, dans ce cas n'est jamais spontanée, mais elle peut être provoquée, par exemple, par compression accidentelle de la pulpe par les aliments, ou par succion faisant le vide dans la cavité de la dent ; le malade ressent une douleur aiguë, comme un élancement dirigé vers l'oreille ou vers l'œil. Il en est de même lors de l'effondrement brusque du fond d'une carie avancée du deuxième degré. Si la dent n'est pas soignée immédiatement, la pulpite ne tardera pas à s'installer, et le cas rentrera dans ceux que nous allons décrire.

2e cas, Pulpe enflammée. — C'est le plus fréquent, et l'on peut presque associer ce terme avec celui de carie du troisième degré, surtout dans le milieu militaire où les malades ne se présentent que quand ils souffrent de leurs dents. Le cas précédent s'y ramène généralement d'ailleurs, car lorsque la pulpe a été brusquement mise à nu, elle s'enflamme promptement. L'inflammation de la pulpe peut être aiguë, subaiguë et chronique.

La **Pulpite** survient généralement dans une dent atteinte de carie avancée du deuxième degré, ou lorsque dans un troisième degré déjà établi, la pulpe, au fond d'une cavité anfractueuse, se trouve à l'abri des contacts directs, mais non de l'infection ; au cours d'une maladie générale, ou bien sous une obturation où sont restés des germes qui, enfermés en cavité close exaltent leur virulence ; ou bien enfin sans cause apparente. Elle peut débuter lentement, insidieusement par *pulpite subaiguë* qui évoluera ou non vers la pulpite aiguë ; ou bien, le début est brusque, et celle-ci s'installe d'emblée.

Pulpite subaiguë. — La pulpe est modérément enflammée et congestionnée ; sous l'influence d'irritations quelconques, elle occasionne à des intervalles variables des douleurs souvent mal localisées et difficiles à déterminer exactement ; elles revêtent parfois la forme d'élancements sourds, et sont : spontanées, sans causes appréciables ; ou bien provoquées par l'air froid, le passage d'une atmosphère froide à une atmosphère chaude et réciproquement, le contact d'une boisson chaude ou froide, d'un aliment chaud ou sucré ; le vide fait par la succion, la pression d'un corps étranger, les mouvements ou efforts capables de congestionner la tête ; au maxillaire inférieur, le seul fait de garder la bouche un moment ouverte. Souvent deux dents malades sont solidaires, et la douleur réveillée dans l'une apparaît en peu de temps dans l'autre. Ces douleurs sont généralement espacées et reviennent par accès, elles peuvent être continues ; et bien souvent, si la dent n'est soignée, la pulpite augmente progressivement d'intensité, jusqu'à devenir nettement aiguë.

La pulpite aiguë peut donc succéder à la précédente, elle peut aussi s'installer d'emblée. L'organe central est fortement hyperhémié, ses vaisseaux ne pouvant se dilater plus que ne le permettent les parois de la cavité pulpaire, déterminentune douleur violente, en écrasant contre celles-ci les nerfs qui les avoisinent. L'inflammation ne reste pas toujours ainsi localisée, elle gagne l'articulation alvéolo-dentaire, et les vaisseaux du ligament s'hyperhémiant à leur tour, il en résulte une nouvelle cause de compression (du ligament entre les racines et les alvéoles) et partant de douleur. La congestion du ligament soulève la dent qui donne dans la bouche la sensation d'allongement.

Cette douleur de la pulpite aiguë est, sous le nom de « rage de dents », universellement redoutée, et considérée à juste titre comme l'une des plus pénibles à éprouver.

Elle est continue, lancinante, accompagnée d'irradiations dans la moitié du maxillaire où siège la dent malade, ou même dans la moitié des deux mâchoires de ce côté. Ces irradiations peuvent aller vers l'oreille, le front, la tempe, l'œil, qui est rouge, larmoyant, le moindre effort visuel, une lumière un peu vive augmentent encore la douleur. Les pulsations artérielles, dans la dent elle-même et dans toute la région voisine, sont perçues par le malade. Celui-ci ne sait où se mettre, ni quelle position prendre, et sa souffrance, intolérable, semble momentanément lui faire perdre la raison.

La douleur est encore exacerbée par le moindre motif : lumière un peu vive, bruit un peu fort, pression sur la face ou la gencive, succion, chaleur d'un liquide, température ambiante, chaleur de l'oreiller, position couchée. Le plus petit effort, le plus faible mouvement suffisent.

Le froid, la saignée de la pulpe, exerçant une action décongestionnante, procurent un soulagement momentané à cette intolérable souffrance.

De semblables crises peuvent se reproduire par intervalles, mais ordinairement la pulpe finit par se gangréner, et par perdre toute vitalité, la dent est alors atteinte de carie pénétrante compliquée ou du 4e degré.

Pulpite chronique. — Dans cette troisième forme, la pulpe évolue vers une dégénérescence calcaire qui peut être partielle ou totale, vers la dégénérescence graisseuse ou vers les deux à la fois ; ou bien encore il se produit une hypertrophie de l'organe central, véritable polype pulpaire, qui survient surtout lorsque la pulpe est exposée à des irritations de contact ; on voit alors, dans la cavité de la carie, une masse d'un rose foncé et mat, charnue, mollasse et pédiculée, peu ou pas sensible au contact.

La douleur, dans la pulpite chronique, est souvent vague ou nulle, mais souvent aussi cette évolution est entrecoupée de poussées aiguës ou subaiguës.

L'aboutissant des diverses pulpites est la destruction progressive de l'organe aussi distinguera-t-on au point de vue clinique et thérapeutique, des caries du 3e degré *au début*, ou *avancées* suivant que la pulpe commencera seulement à être atteinte ou qu'au contraire, elle sera déjà en grande partie détruite.

Les pulpites ont été décrites ici, parce que dans l'immense majorité des cas elles sont secondaires à une carie ; mais elles peuvent résulter d'un traumatisme, et l'on a décrit des pulpites primitives. Leur véritable place serait donc au chapitre des maladies de la dent. (Voir chapitre XI). Il est cependant préférable de les citer à côté des autres pulpites, car les symptômes sont identiques.

La pulpite primitive (par opposition à la *pulpite secondaire* à la carie), de cause interne, résulterait de l'infection de la pulpe par des éléments apportés dans le sang, et se produirait sur un organisme intoxiné, au cours de maladies infectieuses. « Il faut, dit à ce sujet Cruet, être très réservé, car son existence est au moins problématique, et la porte d'entrée locale existe presque toujours (fissure de l'émail, imbibition de l'ivoire) ; et l'état général ne fait que créer un terrain favorable. »

A la suite de contusion, entorse, luxation, fracture, on peut observer de la *pulpite traumatique*, due à ce qu'une porte d'entrée s'est ouverte à l'infection. Cette porte d'entrée peut exister sur la dent (fissure, pulpe mise à nu par la fracture) ou bien au niveau du collet, par suite de décollement de la gencive et de l'alvéole ou de lésion du ligament alvéolaire.

Consécutivement à ces diverses pulpites, il peut y avoir gangrène de la pulpe sans carie.

Carie pénétrante compliquée ou du 4e degré. — La pulpe est nécrosée dans sa totalité, tel en est le caractère essentiel.

Symptômes. — La dent, surtout si la carie est très ancienne, est d'une teinte grise noirâtre. Lorsque la cavité est débarrassée des débris de toute sorte qu'elle peut contenir, on aperçoit fréquemment au fond, un ou plusieurs pertuis, correspondant à l'entrée de la chambre pulpaire ou des canaux. Si l'on ne les voit et qu'on soupçonne l'existence d'un 4e degré, une sonde explorant le fond de la cavité largement ouverte, s'y engagera facilement, et c'est en pratique avec cette sonde qu'on fera le diagnostic. Elle s'imprègne en effet d'une *odeur infecte* plus ou moins prononcée, et tout à fait caractéristique.

Cette odeur de putrilage est produite par la stagnation et la putréfaction dans la cavité pulpaire et les canaux, de ce qui reste de la pulpe, de débris alimentaires, sous l'action de divers micro-organismes. Elle comporte des degrés correspondant à des stades différents de la putréfaction, et permettant avec un peu d'habitude d'en faire le diagnostic approximatif. Il ne faut pourtant pas trop s'y fier, car il arrive qu'une dent presque sans odeur soit profondément infectée et renferme des germes très virulents.

Ce cathétérisme explorateur doit être pratiqué avec la plus grande prudence sur des canaux infectés, autrement on risque de refouler au delà de l'apex des matières septiques et de provoquer l'une ou l'autre des complications qui seront étudiées plus loin.

Diagnostic des divers degrés de carie. — 1er *degré ou* 2e *degré au début*, pas de difficultés, la sonde révélera l'existence d'une cavité très peu profonde.

2e *degré un peu plus avancé*, la présence des signes que nous avons indiqués, l'existence une fois la cavité nettoyée, d'un fond dur, solide, donnant à l'excavateur la sensation de « cri dentinaire » en feront faire le diagnostic.

La distinction d'avec les *caries pénétrantes* peut être plus délicate, mais son importance est capitale au point de vue thérapeutique. Entre le 2e degré avancé et le 3e degré il y a souvent peu de différences, car les signes empiètent les uns sur les autres ; néanmoins on reconnaîtra que la pulpe est découverte, en demandant au malade s'il a parfois en mangeant une douleur très vive (contact des aliments sur une pulpe découverte) si la succion réveille cette douleur ; enfin, si la cavité étant nettoyée on aperçoit au fond un pertuis saignant, ou si le contact de la sonde est, en un point, particulièrement douloureux, on ne pourra pas s'y tromper, la pulpe est à découvert. Cette douleur brusque, très vive, due au contact de la pulpe n'a pas d'analogue et il suffit de l'avoir une fois constatée. Les malades la comparent à une décharge douloureuse, à un élancement très aigu se dirigeant vers l'oreille ou vers l'œil ; le cri particulier et le mouvement qu'ils ne peuvent retenir ne laissent pas subsister de doutes.

L'existence de *crises de pulpite* aidera aussi au diagnostic, la pulpite aiguë ou la pulpite subaiguë à répétition étant plutôt l'apanage des pulpes exposées. Cependant dès le 2e degré il peut y avoir pulpite. Il arrive que le patient localise mal sa douleur et qu'il croie souffrir d'une dent qui après examen n'est pas atteinte ; aussi faudra-t-il chercher la carie avec soin[1].

Quant au diagnostic du 4e degré, en l'absence de complications, c'est pratiquement par l'odeur des canaux qu'il sera fait.

A mesure que l'on va du 1er au 4e degré les signes sont d'abord exclusivement physiques au début du 2e degré, pour arriver à être exclusivement fonctionnels dans le 3e degré ; ils redeviennent d'ailleurs physiques dans le 4e degré.

Frey fait comprendre par un schéma aussi simple qu'ingénieux cette progression des signes fonctionnels, et cette diminution des signes physiques du 2e au 3e degré :

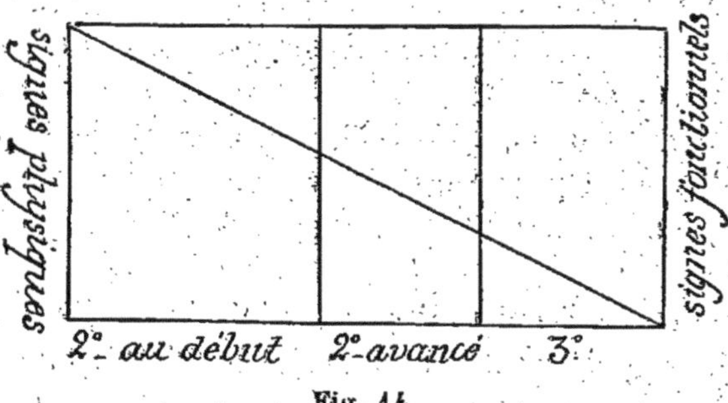

Fig. 14.

[1] Nous avons observé une femme en pleine crise de pulpite, qui voulait à toute force faire extraire la 1re molaire inférieure droite, saine, sur laquelle elle localisait sa douleur. Après examen minutieux la 3e molaire supérieure droite fut reconnue atteinte d'une carie pénétrante de la face distale au niveau du collet, et fort difficile à découvrir ; l'extraction de cette dent fit immédiatement cesser les phénomènes douloureux.

CHAPITRE VIII

Traitement de la carie. 1er degré, 2e degré. Hyperesthésie de la Dentine.

Carie du 1er degré. — Si la carie est en nappe superficielle, on pourra, par des cautérisations répétées au chlorure de zinc à 1/10, ou au thermo-cautère, en supprimer la sensibilité et en arrêter les progrès; l'excitation de la pulpe réalisée par cette opération, provoquant la formation d'une masse compacte de dentine secondaire. La cautérisation ignée, douloureuse, doit être faite avec beaucoup de douceur et de légèreté, il faudra faire plusieurs attouchements très courts et espacés suffisamment pour que la dentine ne reste pas chaude.

On peut aussi par un limage, suivi d'un polissage très soigné, supprimer la petite cavité de l'émail et rétablir à ce niveau une surface lisse ; ce procédé n'est recommandable qu'au cas de carie strictement limitée à l'émail, et s'il n'entraîne qu'un sacrifice minime de ce tissu.

Lorsqu'au contraire la carie est en profondeur, on aura recours à l'obturation et l'on réunira dans la même séance la préparation de la cavité et l'application de la substance obturatrice. La préparation se fera au moyen de fraises ; on débutera s'il y a lieu, par une fraise à fissures pour agrandir l'entrée de la cavité; puis une fraise ronde enlèvera toutes les parties cariées ; enfin avec une fraise en cône renversé on donnera à la cavité une forme rétentive (voir plus loin). Il faut remarquer que pour bien ancrer une obturation, on sera toujours obligé d'étendre la cavité jusque dans les premières couches d'ivoire.

Caries du 2e degré. — Le traitement en sera différent dans sa durée suivant que la carie sera plus ou moins avancée dans la direction de la pulpe; et même, lorsque le 2e degré, très avancé, sera tangent au 3e, c'est comme ce dernier qu'il faudra le traiter. Le diagnostic exact, basé sur : la profondeur de la carie, la sensibilité du fond de la cavité (sensibilité pulpaire, et non dentinaire, celle-ci pouvant exister dans n'importe quelle carie du 2e degré), l'existence ou non et la fréquence de crises de pulpite subaiguë, la sensibilité thermique, surtout au froid, devra être fait avant toute obturation, pour ne pas risquer d'enfermer une pulpe enflammée et de voir, l'infection continuant à progresser en cavité close, survenir des accidents parfois sérieux, toujours douloureux.

L'indication générale dans la carie du 2e degré, est d'exciser toute la dentine atteinte, jusqu'à ce que l'on ait obtenu une cavité dont toutes les parois aient la résistance et la couleur de l'ivoire sain; il faut en plus de cela, et avant d'obturer, désinfecter sa cavité. (En cas de *carie sèche,* on se rend facilement compte qu'il n'y a pas lieu d'obturer, puisque la dent s'est d'elle-même défendue contre l'envahissement de la carie. Il suffira donc d'arrondir les arêtes et les bords tranchants, et de supprimer si possible les recoins favorables à la récurrence de la carie.)

On commencera donc par agrandir les bords de la cavité, soit avec une fraise à fissures (voir fig. 1, p. 2), soit avec un ciseau à émail, afin d'éviter les bords surplombants, dans l'angle desquels il est bien difficile de réaliser un nettoyage mécanique et une désinfection parfaits. Puis, au moyen d'excavateurs en cuiller plate (voir fig. 4, p. 24), bien affilés, on détachera par fragments la dentine ramollie et brune, ainsi que les débris qui remplissent la cavité; de temps à autre, on y projettera un jet d'eau tiède, qui en chassera les fragments ainsi détachés; enfin, lorsque l'excavateur aura excisé presque toute la dentine mauvaise, on terminera le nettoyage et la préparation avec des fraises de dimension appropriée. Il faut que ce nettoyage soit aussi parfait que possible, et l'on devra chercher à obtenir une cavité dont les parois dures, donnent sous l'instrument la sensation spéciale du « cri dentinaire », et aient une couleur blanc jaunâtre, mate et opaque, qui est celle de l'ivoire sain. Il peut arriver cependant que, tout en étant parfaitement dur, l'ivoire ait une coloration brune par suite, entre autres causes, de la formation de dentine secondaire; on ne s'acharnera pas alors à creuser, mais les précautions de désinfection de la dent seront multipliées avant d'obturer. D'autres fois l'ivoire est imprégné de matières colorantes; c'est ainsi que dans une cavité antérieurement obturée à l'amalgame, la dentine est souvent d'une teinte grise ou même noire, quoique dure et criant sous l'instrument.

Dans les caries du 2e degré au début, on pourra généralement obturer aussitôt après cette préparation, mais pour désinfecter et stériliser la cavité, après l'avoir lavée à grande eau avec une solution antiseptique, puis placée à l'abri de la salive, on la nettoyera minutieusement avec quelques tampons chargés d'acide phénique liquide (acide phénique cristallisé, 9 parties, alcool à 95°, 1 partie), et après chaque tampon, au moyen de la poire à air, on projettera un jet d'air chaud qui, volatilisant l'antiseptique, le fera pénétrer dans les canalicules de l'ivoire où peuvent être restés des germes.

Mais dès que la carie s'étend un peu en profondeur, on agira prudemment, après l'avoir préparée, en y faisant, avant d'obturer, un ou plusieurs pansements. Pour ce faire on procède comme précédemment, mais on laisse dans le fond de la cavité le dernier tampon d'acide phénique, on sèche superficiellement avec de l'ouate sèche, puis de l'air chaud, et l'on met par-dessus une gutta-percha. Ce pansement sera renouvelé tant qu'on aura lieu de craindre que la cavité ne soit pas bien désinfectée. En pratique un pansement suffit si la carie n'est pas trop profonde et si les parois sont constituées d'ivoire sain. Mais si la couche d'ivoire du fond est d'une qualité douteuse, dans une cavité très profonde, il sera prudent de faire trois ou quatre pansements, et même de laisser ensuite la dent en observation pendant quelques semaines, sous une obturation provisoire à la gutta-percha.

Lorsque le 2e degré est très avancé et qu'il y a des signes de pulpite (douleurs spontanées, intermittentes ou continues), on devra préparer la cavité le mieux possible, et renouveler les pansements au bout de deux puis de trois jours d'abord; puis de cinq, de huit jours; après quoi on laissera la dent en observation un mois ou six semaines, pour n'obturer après ce délai que si elle n'a réagi d'aucune façon.

Si même, le plancher pulpaire n'étant pas perforé, et quoique la pulpe ne soit pas à nu, la dent est douloureuse depuis longtemps et qu'elle occasionne des crises de pulpite, il sera plus prudent, dans un but thérapeutique, de perforer le plancher pulpaire et de faire le traitement du 3e degré.

Hyperesthésie de la dentine. — La préparation de la cavité est souvent rendue fort difficile et retardée par une sensibilité spéciale, souvent très vive, réveillée dans la dentine par le contact des instruments.

Parfois, le début seulement est douloureux, et le fraisage devient supportable après les premiers tours de fraise. D'autres fois la sensibilité n'existe qu'en certains points ; on préparera la cavité tout autour d'eux, les réservant pour la fin, et alors on terminera en excisant cet ivoire sensible d'un coup de fraise net et rapide.

Il faut en tous cas n'employer que des instruments bien tranchants, et attaquer l'ivoire franchement, d'une fraise tournant très vite, et pendant un temps court, successivement aux divers points où il y a de la dentine à exciser, pour éviter l'échauffement qui augmente la sensibilité ; quelques tours de fraises donnés ainsi méthodiquement, arrivent à faire beaucoup d'utile besogne.

D'autres moyens ont été préconisés : le séchage parfait de la cavité, à l'alcool et à l'air chaud, diminue souvent la sensibilité. Divers médicaments ont été recommandés, soit en applications comme le chlorure de zinc, l'acide chromique, le nitrate d'argent, soit en pansements laissés à demeure comme l'acide phénique ou la créosote. Les premiers sont caustiques, ils risquent d'avoir une action fâcheuse sur la pulpe, mieux vaut ne pas les employer ; le nitrate d'argent a cependant parfois une action utile, mais ne peut être employé que pour des cavités non visibles, à cause de la coloration noire qu'il laisse. Quant à l'acide arsénieux, certains ont voulu s'en servir, mais cet escharotique puissant doit être réservé exclusivement aux cas où l'on veut mortifier la pulpe.

De tous ces procédés, le meilleur est de combiner l'action de l'air chaud et celle de l'acide phénique comme il a été dit plus haut, puis de laisser deux ou trois jours un pansement phéniqué, pour continuer la préparation à une séance suivante.

Mais on a songé à se servir de la cocaïne et de ses succédanés : une injection analgésique dans la gencive, surtout pour les dents mono-radiculaires, abolit souvent la sensibilité et permet de faire à loisir toute la préparation de la cavité.

Par l'excellente méthode d'*anesthésie diploïque* de Nogué, qui perforant le tissu osseux verse le liquide analgésique directement dans son épaisseur, on obtient aussi de très bons résultats. La *cocaïne-adrénaline* (Touchard. Cros) et tout récemment la *novocaïne* (Pitot) en injections intra-gingivales dans la région de l'apex, ont semblé donner les meilleurs résultats. Le procédé de la *compression cocaïnique*, qui sera décrit à propos de la dévitalisation, est encore à mentionner ici.

La *seringue de Wilcox*, construite pour donner une très forte pression et dont la canule est exactement calibrée sur une fraise qui sert à perforer l'émail et la dentine superficielle, permet de forcer pour ainsi dire, une solution analgésique directement dans les canalicules de la dentine.

On a essayé de faire agir l'analgésique directement au voisinage des troncs nerveux, NOGUÉ injecte une solution de cocaïne autour du *nerf dentaire inférieur*, au niveau de l'épine de Spix (voir p. 194). Suivant le même principe, ESCAT et CLERMONT recommandent l'analgésie du *nerf dentaire supérieur* en appliquant entre l'extrémité du cornet inférieur et le septum, un tampon imbibé de cocaïne-adrénaline monté sur un stylet et avec lequel on exerce pendant deux à cinq minutes un léger massage; puis on laisse un autre tampon au même endroit. Après vingt à trente minutes, on peut impunément fraiser les incisives et les canines de ce côté.

Enfin il faut citer la *cataphorèse cocaïnique* (PONT, MENDEL-JOSEPH). Mais son étude sort de notre cadre, car ce procédé, compliqué, n'est pas utilisable dans l'Armée.

CHAPITRE IX

Traitement des caries pénétrantes. — 3e degré[1]. — Coiffage de la pulpe. — Amputation. — Dévitalisation et extirpation immédiate ou médiate. — Traitement des canaux radiculaires. — 4e degré. — Désinfection des canaux. — Raclage et ramonage. — Emploi du trioxyméthylène.

Coiffage de la pulpe. — Lorsque, dans un 3e degré, après avoir nettoyé le mieux possible et avec précaution la cavité, on découvre au fond de celle-ci une pulpe peu exposée, et qui jusqu'alors n'a pas réagi, ou n'a réagi que par un peu de pulpite subaiguë; ou quand dans un 2e degré avancé, la pulpe, jusqu'alors cliniquement saine, est accidentellement découverte; on sera autorisé à en tenter la conservation et à en pratiquer le coiffage.

Il est tout d'abord nécessaire de n'employer que des instruments rigoureusement aseptiques, et de travailler dans une cavité soustraite à l'action de la salive. Ces précautions prises, on prépare la cavité comme il a été

[1] Ce qui est dit ici se rapporte également au traitement des pulpites primitives ou consécutives à un traumatisme, il sera seulement parfois nécessaire de créer un accès jusqu'à la pulpe, par la trépanation de la dent.

dit pour les caries du 2e degré, mais en s'attachant à ne pas blesser la pulpe. Une fois la préparation achevée, on lave à grande eau ; on désinfecte à l'acide phénique en ayant soin de ne pas comprimer la pulpe. Puis on pratique le coiffage, soit avec une *coiffe métallique* (que l'on trouve dans le commerce) et que l'on applique garnie d'une pâte antiseptique, sur le pertuis ; soit seulement avec une *pâte antiseptique*, et c'est ce procédé simple et expéditif qui est à recommander dans l'Armée.

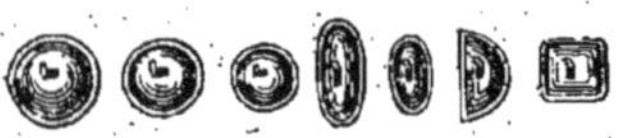

Fig. 15.
Coiffes métalliques (Friteau).

De nombreux mélanges ont été préconisés, la condition essentielle est qu'ils soient antiseptiques et non irritants pour la pulpe. Un mélange d'iodoforme et oxyde de zinc triturés dans l'acide phénique jusqu'à consistance convenable, constitue une très bonne pâte de coiffage. Des *fibrilles d'amiante* préalablement rougies à la flamme et intimement incorporées à cette pâte, seront encore employées avec succès.

Après dessiccation de la cavité à l'air modérément chaud, on applique la pâte ou l'amiante dans le fond de la cavité où on la tasse doucement et régulièrement (pour ne pas comprimer la pulpe) jusqu'à ce qu'il y en ait une épaisseur suffisante, au moyen de boulettes de coton qui égalisent sa surface et absorbent l'excès de liquide. On sèche ensuite à l'air chaud et l'on met la dent en observation sous gutta-percha pendant un mois au moins, car la pulpe, même sans réaction antérieure, peut être infectée.

Si après ce délai il ne s'est rien produit, on enlève la gutta, on prépare la cavité comme pour un deuxième degré, sans toucher au plancher de pâte de coiffage, et l'on obture par-dessus ; le tout doit se faire bien à l'abri de la salive. On peut encore coiffer avec du ciment soit seul, soit mélangé d'un peu d'iodoforme.

Amputation de la pulpe. — Cette opération consiste dans la section de la pulpe au moyen d'une fine lancette ou d'une fraise bien tranchante, au ras des canaux où on laisse les filets radiculaires, par-dessus lesquels on fait un coiffage. Certains auteurs la pratiquent même sur une pulpe infectée atteinte de pulpite aiguë ou d'hypertrophie. Une telle pratique semble très hasardeuse, il est prudent de s'en abstenir. Préconisée déjà par Witzel, elle est conseillée par M. Roy, qui en use systématiquement. Après dévitalisation arsenicale, il prépare la cavité, puis nettoie la chambre pulpaire avec une fraise ronde, un pansement créosoté est ensuite laissé sous gutta pendant trois où quatre jours ; enfin la chambre pulpaire est remplie, sans comprimer, d'une pâte antiseptique, et la dent obturée par-dessus.

Cette manœuvre, si la pulpe n'est pas encore trop profondément infectée, donne de bons résultats ; nous préférons cependant, pour la pratiquer, employer plutôt que l'acide arsénieux, le procédé de dévitalisation à la cocaïne (qui va être décrit), car il y a plus de chances que les filets radiculaires conservent leur vitalité. De plus, après que la chambre pulpaire est comblée, il vaut mieux ne pas obturer tout de suite et laisser pour quelques semaines la dent en obturation sous gutta-percha.

Toute l'opération doit être menée avec une asepsie absolue des instruments et une antisepsie aussi parfaite que possible ; et le champ opératoire maintenu, d'un bout à l'autre, à l'abri de la salive. Les substances employées pour le coiffage des canaux ne seront ni irritantes, ni caustiques; la pâte acide phénique-iodoforme-oxyde de zinc dont on a toujours les éléments sous la main, à l'infirmerie ou à l'hôpital, peut être utilisée à cet effet.

Dévitalisation et extirpation de la pulpe. — Alors que le coiffage vise à conserver la totalité de la pulpe, et que l'amputation la supprime en respectant les filaments radiculaires, dans l'opération qui va être décrite on enlève, au contraire, l'organe pulpaire en entier. Elle est indiquée pour toute inflammation aiguë de la pulpe, dans tous les cas douteux, et même de l'avis de beaucoup, toutes les fois que le plancher pulpaire est ouvert, accidentellement ou non.

Les méthodes employées ont été nombreuses : l'*extirpation* sans autre anesthésie, « l'arrachement du nerf » si douloureux et si justement redouté ; la dévitalisation préalable au moyen du *cautère* chauffé à blanc, ou par un jet de *chlorure d'éthyle*, sont autant de procédés horriblement douloureux, que l'on n'est pas en droit d'infliger à un patient.

Beaucoup de substances ont été préconisées comme capables de mortifier la pulpe sous un pansement pour permettre ensuite son extirpation indolore. Sans nous y étendre davantage, nous ne retiendrons que deux procédés : l'un au moyen de la *cocaïne,* permet l'extirpation immédiate de la pulpe vivante mais insensible ; l'autre, la dévitalise d'abord par *l'acide arsénieux,* et cette pulpe ainsi mortifiée est ensuite extirpée.

Analgésie et extirpation immédiate. — On prépare une pâte liquide de chlorhydrate de cocaïne et d'alcool; la cavité étant débarrassée de son contenu et préparée le mieux possible, on applique au point où la pulpe est découverte, une boulette de coton chargée abondamment de cette pâte ; on place par-dessus un morceau de gutta-percha bien ramollie, et l'on foule, dans la direction de la pulpe, d'une pression continue, très doucement au début, et progressivement de plus en plus fort, en se guidant sur la sensibilité qu'accuse le malade. La pression est maintenue environ cinq minutes, et l'on recommence la même opération une, deux fois, ou plus, jusqu'à ce que l'on puisse impunément piquer la pulpe avec une sonde. Avant de faire l'extirpation, on s'assure que l'analgésie existe réellement et pas uniquement en surface ; on nettoie la cavité, on la sèche avec soin, et si l'accès des canaux est trop difficile, on l'agrandit jusqu'à ce qu'on puisse les atteindre. Si la dent n'a qu'une racine on extirpe le filament pulpaire après avoir simplement agrandi le pertuis ; mais s'il en existe plusieurs, on ouvre largement la chambre pulpaire et l'on pratique l'amputation au ras des canaux ; une nouvelle application de cocaïne permet alors d'en enlever les filets pulpaires (voir plus loin : Extirpation).

C'est incontestablement là le procédé de choix pour les dents mono-radiculaires. Il est plus difficile à employer lorsqu'il y a plusieurs racines. Appliqué à une pulpe enflammée chroniquement, ou ayant été modifiée par divers caustiques, ses résultats sont très infidèles. Aussi lorsqu'on doutera de son efficacité, vaudra-t-il mieux employer la cautérisation arsenicale [1].

Mortification par l'acide arsénieux. — Extirpation mé-

[1] Outre la compression cocaïnique, on peut aussi employer, pour l'extirpation immédiate, les diverses méthodes indiquées page 69, à propos de l'hyperesthésie dentinaire.

diate. — L'acide arsénieux est d'un usage général, car c'est le caustique qui donne les résultats les meilleurs et les plus constants, lorsqu'il est employé avec quelques précautions. « Il agit, dit Gübler, en arrêtant les actes vitaux dans les tissus avec lesquels il est en contact », et le résultat en est une stase sanguine par oblitération des capillaires, et la perte de la fonction physiologique des nerfs.

Pour l'appliquer, on commence par nettoyer et préparer la cavité autant qu'il se peut. Puis on découvre et dégage le pertuis au moyen d'un excavateur, et avec beaucoup de précautions pour éviter des souffrances inutiles. Mais il est indispensable que le caustique soit déposé au contact direct de la pulpe, aussi sera-t-il prudent, si le pertuis est trop étroit ou s'il n'existe pas encore, de l'agrandir ou de le créer d'un seul coup d'une fraise bien tranchante et lancée à toute volée ; cette manœuvre est douloureuse, mais elle dure un temps excessivement court, et l'on arrive avec de la douceur, en prévenant son patient qu'on va lui faire un mal très court, mais indispensable, à la lui faire tolérer. Elle a en outre l'avantage de décongestionner la pulpe par une petite saignée, et d'éviter ainsi la douleur par compression sous le pansement. (En cas de pulpe hypertrophiée, on détruit avec le thermo-cautère, ou on enlève avec des ciseaux le bourgeon supplémentaire, puis on agit comme pour toute pulpe dénudée.)

Sur la pulpe ainsi dénudée, on applique directement une boulette d'ouate trempée dans l'acide phénique, ou mieux dans la créosote, et chargée sur une de ses faces d'acide arsénieux en poudre ; avec une autre boulette, sèche, on foule doucement la première, sans comprimer la pulpe, pour exprimer la créosote ; on sèche à l'air modérément chaud, et l'on applique une gutta-percha. La quantité de caustique nécessaire est extrêmement minime : le volume d'une tête d'épingle bien placé sur la pulpe, est tout à fait suffisant et ne demande pas plus de vingt-quatre heures pour agir.

Laissé trop longtemps, ou appliqué en trop grande quantité, ou répété trop de fois, ce pansement n'est pas sans danger : l'action de l'acide arsénieux dépasse l'apex et occasionne parfois une *arthrite* souvent rebelle, par inflammation du ligament alvéolo-dentaire, et qui peut aboutir à la suppuration, si l'infection vient se greffer par-dessus. Tant que dure cette inflammation, il n'est pas prudent d'obturer la dent. Sans que cela aille jusque-là, et même avec des doses minimes, on observe quelquefois, par suite de l'oblitération des capillaires pulpaires, un peu de congestion des vaisseaux du ligament, qui donne des signes de légère arthrite, de *subarthrite*, si l'on peut ainsi dire.

Il faut encore faire grande attention, surtout au niveau du collet, à ne pas laisser d'acide arsénieux baver sur la gencive ou la joue, et à faire un pansement parfaitement étanche, pour que rien ne puisse fuser à l'extérieur, car il en résulterait des escharres longues à guérir et désagréables pour le patient.

Un pansement arsenical bien fait a généralement agi au bout de vingt-quatre heures, et il vaut mieux ne pas le laisser plus longtemps ; si l'on trouve alors encore de la sensibilité, il sera renouvelé une fois, mais pas davantage, après ouverture large de la chambre pulpaire au moyen d'une fraise ronde, et extirpation de la partie superficielle, généralement insensible, de la pulpe. Chez les enfants, on n'emploiera qu'une quantité infime de caustique, on ne le laissera jamais en place plus de vingt-quatre heures, et on ne fera qu'un seul pansement ; car l'apex étant largement ouvert, les accidents d'arthrite par propagation de l'action du médicament sont plus à redouter.

Sur certaines pulpes, on n'obtient aucun résultat, et ce sont celles où la circulation se fait mal ; il est indispensable en effet à l'action de l'acide arsénieux, que la pulpe soit normalement vasculaire.

Extirpation. — Après cette mortification, on procède à l'extirpation de l'organe central, ce qui peut être fait dès l'ablation du pansement, ou mieux après un ou deux jours pendant lesquels on laisse agir une application de créosote dont l'action momifiante rend les filets radiculaires moins gonflés, plus ramassés sur eux-mêmes et plus faciles à enlever.

(Il peut être utile de rappeler ici qu'en général, car les exceptions sont loin d'être rares, les incisives, canines et prémolaires, tant supérieures qu'inférieures, n'ont qu'une racine et un canal ; la première prémolaire supérieure fait exception et en a souvent deux, fort divergentes. Les molaires supérieures ont à peu près constamment trois racines divergentes avec trois canaux, une palatine et deux jugales. Les molaires inférieures ont ordinairement deux racines, une postérieure avec un canal, une antérieure avec un ou deux canaux. Les molaires de sagesse en haut ou en bas présentent des exceptions très fréquentes.) (Voir la fig. 25 p. 163.)

On termine d'abord la préparation de la cavité que l'on agrandit, s'il est nécessaire, pour pouvoir atteindre les canaux, et s'il s'agit d'une dent à plusieurs racines, on débarrasse la chambre pulpaire de son contenu, au moyen d'une fraise, on lave plusieurs fois avec un liquide antiseptique ; puis on assèche la cavité et les canaux, en projetant à leur entrée de l'air très chaud qui dessèche le filament et en facilite l'extirpation. On insinue alors le long d'une des parois un tire-nerfs (sonde barbelée) ou un équarissoir à quatre pans garni d'un filament d'ouate, on lui imprime un mouvement

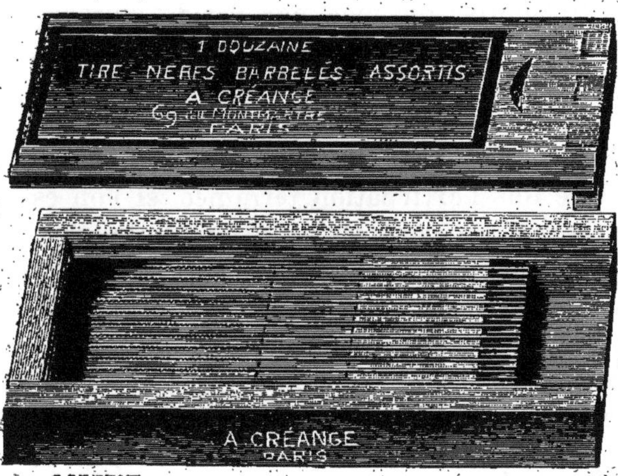

Fig. 16.
Tire-nerfs.

de haut en bas, puis un mouvement de vrille, et l'on extrait ainsi la pulpe mortifiée ; il faut parfois recommencer à plusieurs reprises. Le patient éprouve une légère douleur au moment de la rupture à l'apex du paquet vasculo-nerveux. On observe souvent alors une petite hémorrhagie que l'on combat par une irrigation antiseptique suivie du passage de quelques sondes garnies d'ouate et trempées d'eau oxygénée.

Il importe que cette opération soit menée avec des instruments parfaitement aseptiques et sous une antisepsie aussi bonne que possible, dont la première condition est l'exclusion de la salive. On agira prudemment en n'employant pas des tire-nerfs trop vieux, dont les barbes s'émoussent, et qui à l'usage deviennent plus cassants et risquent de se briser dans les canaux, d'où il est fort difficile de les retirer ; on se sert pour cela d'une sonde garnie d'ouate, pour essayer d'accrocher le bout de tire-nerfs ; ou bien par l'acide sulfurique, et pour faciliter la manœuvre précédente on cherche à agrandir la lumière du canal. Souvent on n'obtient aucun résultat, et mieux vaut, si l'instrument est aseptique, le laisser en place, il contribuera à l'oburation du canal. Une fois l'extirpation terminée, si l'on est sûr de son asepsie, on peut obturer immédiatement. Mais il est plus prudent de faire un pansement antiseptique (voir traitement du quatrième degré) sous gutta et d'obturer après deux ou trois jours. Si malgré les lavages, malgré les mèches oxygénées, la petite hémorrhagie persiste, ce pansement est indispensable. Au moment d'obturer, la dent étant à l'abri de la salive, on passera dans les canaux une ou deux mèches chargées d'acide sulfurique pour détruire le sang et les autres substances organiques qui pourraient y être restés ; puis on nettoiera les racines avec des mèches oxygénées ou phéniquées, jusqu'à ce qu'elles ressortent absolument nettes ; on pourra alors boucher les racines.

Obturation des racines. — Les procédés sont nombreux [1] : mèches d'ouate chargées d'antiseptiques, ciment, gutta-percha, pâtes antiseptiques, métaux

[1] Tout ce qui est dit ici s'applique également à l'obturation des racines infectées (4e degré) après traitement.

divers en feuilles ou en fils, tiges de bois, amalgame, etc. Diverses indications doivent être remplies : 1° ne placer dans les racines aucune substance organique, donc, putrescible, car quelque soin qu'on y mette, l'asepsie absolue d'une cavité dentaire ne peut jamais être garantie ; 2° pour la même raison, ne pas remplir les racines d'une substance impossible ou trop difficile à enlever au cas où quelque infection viendrait à s'y réveiller. Ces deux indications ont surtout leur importance dans le 4e degré, mais il est bon, même ici, d'en tenir compte ; 3° se servir des substances avec lesquelles l'obturation est la plus facile. D'après ceci nous éliminerons d'emblée et dans tous les cas, les mèches d'ouate et le bois (putrescibles), le ciment et les divers métaux (difficiles à enlever) et nous emploierons de façon courante la gutta-percha, les pâtes antiseptiques, et l'amiante en fibres, non encore citée.

Gutta-percha. — Elle sert soit seule, soit avec la chloro-percha (dissolution dans le chloroforme) : seule, on façonne un cône très effilé adapté par ses dimensions au canal que l'on veut boucher ; lorsqu'il est bien sec on y pousse le petit cône aussi loin que possible avec des précelles, puis on cherche à le faire pénétrer davantage en poussant la gutta-percha à l'entrée du canal avec un tout petit fouloir ou la partie épaisse d'un équarissoir ; s'il ne suffit pas d'un cône pour remplir la racine, on en ajoute un second en opérant de même ; puis on enlève l'excès dépassant dans la chambre pulpaire et on l'égalise avec un fouloir chaud lubrifié avec de la vaseline, pour éviter l'adhérence de la gutta-percha.

L'opération est la même avec la chloro-percha, mais on commence par l'introduire dans le canal, au moyen d'une sonde qu'on en garnit, et à laquelle on imprime un mouvement de va et vient; alors seulement on place le petit cône; on obtient ainsi une obturation plus adhérente aux parois, et qui demande, pour être hermétique, moins d'habileté que la précédente.

Ce procédé est très bon et facile dans les dents monoradiculaires et lorsque l'accès des canaux est en ligne à peu près directe; mais la gutta n'offre aucun pouvoir antiseptique, son asepsie complète est même rare; il faut donc ne l'employer que pour obturer des racines de la désinfection desquelles on soit parfaitement certain.

Pâtes antiseptiques. — On peut en combiner de toutes sortes : acide phénique-iodoforme, la même avec un peu d'oxyde de zinc, la même encore avec du formol; on peut remplacer l'acide phénique par la créosote. Nous donnerons la préférence à une pâte triturée à une consistance très molle, semi-liquide, au moyen d'acide phénique et d'ioforme auquel on peut ajouter, surtout pour le 4e degré, très peu de trioxyméthylène.

Lorsque la pâte est prête, la dent bien désinfectée et à l'abri de la salive, on sèche la cavité et l'on projette à plusieurs reprises de l'air surchauffé à l'entrée même des canaux qui sont ainsi asséchés, et dans lesquels on réalise la raréfaction de l'air sinon le vide parfait. Puis avec un excavateur en cuiller, très fin, pour cavités profondes, on dépose un peu de la pâte dans l'entrée même des racines; une sonde à canaux fine, également garnie de pâte, est enfoncée et retirée par un mouvement de va et vient, la pâte est de la sorte poussée dans le canal par l'entrée de la sonde, tandis qu'en sortant et grâce au vide relatif, l'instrument provoque une petite aspiration. Lorsque le fond du canal est rempli on recommence avec une sonde plus grosse ; on absorbe l'excès de liquide avec des boulettes d'ouate, et l'on remet de la pâte que l'on foule le plus possible sans laisser de liquide ; on termine en plaçant à l'entrée du canal une petite quantité de pâte et en la foulant vigoureusement avec une boulette très serrée garnie elle-même de pâte. L'excès de celle-ci regorge dans la cavité d'où on l'enlève en lavant avec des boulettes d'ouate saturées d'alcool. Il ne faut laisser sur les parois aucune trace de la pâte qui doit seulement former un plancher à l'entrée des canaux. Ce bourrage est très minutieux pour les dents supérieures, pour les inférieures il est plus facile grâce au sens de la pesanteur. Par-dessus la pâte on peut mettre à l'entrée des canaux une boulette d'amiante flambée ou un fragment de gutta-percha que l'on tasse fortement ; et lorsqu'on veut faire une obturation métallique de la dent, un plancher de ciment.

Amiante. — On triture des fibres d'amiante flambée dans la pâte qui précède, puis on les introduit en les tassant fibre par fibre jusqu'à l'apex, au moyen d'une sonde, et on les foule fortement, jusqu'à ce que le canal en soit plein. Cette obturation est très bonne si elle est bien faite, l'amiante flambée est parfaitement aseptique, et d'autre part, employée dans un état suffisant de division, elle se laisse bien tasser et forme avec la pâte un tout très homogène. Mais on ne peut en user que pour des racines dont le canal soit assez large et exempt de sinuosités. Il sera d'ailleurs facile de remplir de pâte l'extrémité d'un canal et d'y placer de l'amiante dès que sa lumière le permettra. Une fois les canaux bouchés, on agira comme précédemment.

Quel que soit le procédé choisi pour boucher les

racines, la dent sera ensuite obturée suivant les règles décrites plus loin.

Carie pénétrante compliquée à pulpe morte putréfiée ou du 4e degré[1]. — Il s'agit ici de traiter une dent à pulpe morte et gangrenée ; que la pulpe putréfiée existe encore en tout ou en partie, ou qu'il n'en reste rien, le traitement est le même, car les canaux sont, de toutes manières, très profondément infectés. Les complications qui en peuvent résulter seront étudiées ailleurs.

Le but à atteindre sera : 1° de permettre et de provoquer l'issue des gaz, des liquides putrides et des matières organiques décomposées que renferment les canaux ; 2° une fois effectué ce nettoyage préparatoire, de désinfecter la dent à traiter par une antisepsie soigneuse et prolongée ; 3° d'obturer les racines d'abord, la cavité dentinaire ensuite, lorsqu'on croira avoir jugulé l'infection.

Il faut commencer par nettoyer la cavité et par la débarrasser soigneusement de tous les débris qui s'y trouvent, ainsi que de la dentine ramollie ; si même la dent n'est pas douloureuse (arthrite) on préparera d'emblée cette cavité pour n'avoir plus, au moment de l'obturation, qu'à y mettre une dernière main ; ces manœuvres seront accompagnées de lavages antiseptiques fréquents. Il est indispensable de se ménager le jour et l'espace nécessaires pour aborder les canaux commodément et sans angles ni courbures. L'orifice de la chambre pulpaire sera largement agrandi et abon-

[1] Le traitement de la gangrène pulpaire, due à d'autres causes que la carie, est identiquement le même.

damment irrigué, à l'entrée des canaux, avec de l'eau oxygénée, ou à défaut, de l'eau phéniquée faible.

Avec les plus grandes précautions, on introduira alors, sans forcer le moins du monde un tire-nerfs stérile dans le canal, et l'instrument sera retiré en raclant la paroi ; cette petite manœuvre sera répétée plusieurs fois, jusqu'à ce que le tire-nerfs ne ramène aucun débris. Il faut ici être très prudent, car la moindre parcelle de ces débris, repoussée au delà de l'apex, risque de provoquer des complications ; les canaux radiculaires renferment souvent une infection latente, dont un rien suffit pour réveiller la grande virulence. Après ce nettoyage mécanique, on lave encore à l'eau oxygénée puis on place à l'entrée des canaux une boulette d'ouate chargée d'acide phénique, maintenue par de l'ouate modérément serrée ; il faut en effet se garder de mettre un pansement occlusif, pour permettre l'évacuation des gaz putrides, et éviter d'exalter en cavité close la virulence de l'infection. Il serait même préférable de laisser la dent ouverte, et de recommander au patient des bains de bouche et des irrigations antiseptiques de la cavité, en le chargeant lui-même d'y placer un tampon d'ouate au moment des repas ; mais dans le milieu militaire on aurait grand'peine à l'obtenir.

La dent sera revue le lendemain, et lavée tout d'abord antiseptiquement ; puis on recommencera le ramonage des canaux au tire-nerfs d'abord, ensuite avec des sondes garnies de mèches d'ouate plus minces que la lumière du canal, toujours pour éviter, par un mouvement de piston, de refouler l'infection vers l'apex[1]. Ces

[1] Voici comment on prépare ces mèches : on étale une bribe de

mèches sont imbibées d'acide phénique, et, toujours avec précaution, on les introduit, puis on les fait plusieurs fois tourner sur elles-mêmes avant de les retirer. On recommence jusqu'à ce que les mèches ressortent propres et sans odeur, ce qui en nécessite parfois un grand nombre. Avant de panser on renouvelle le lavage antiseptique, on assèche la cavité, on place dans la chambre pulpaire un coton phéniqué puis une gutta-percha par-dessus. Ce premier pansement occlusif, par crainte d'un réveil de l'infection, ne sera laissé qu'un jour ou deux au plus; en tous cas il faut recommander au malade, à la moindre douleur, au moindre signe de tension, soit de revenir sans attendre le délai fixé, soit d'enlever lui-même le pansement.

A la séance suivante, même série de manœuvres; après le raclage mécanique, on peut passer dans les canaux une mèche ou deux d'acide sulfurique pur, en lavant aussitôt après avec une solution de bicarbonate de soude; on continue ensuite avec les mèches phéniquées et l'on panse comme précédemment, mais *en laissant* cette fois-ci des mèches phéniquées dans les canaux[1]. Le pansement, si tout va bien, sera gardé deux jours.

On continuera ainsi, en espaçant les pansements de

coton à plat sur la pulpe de l'index, puis on place la soie de la sonde sur la limite du coton, le pouce, glissant alors sur l'index, fait tourner la sonde et y enroule le coton; cette petite manœuvre demande un peu d'habitude.

[1] Ce qui se fait facilement en employant des mèches peu serrées sur la sonde que l'on tourne dans la racine en sens inverse de celui dans lequel on a roulé la mèche, et que l'on retire doucement, en frottant un peu sur le bord, à l'entrée du canal. Il est parfois nécessaire de s'aider d'une précelle qui maintient la mèche au moment de la sortie de la sonde.

plus en plus jusqu'à ce qu'il n'y ait plus ni impuretés, ni mauvaise odeur, même sur les premières mèches introduites ; à partir du troisième ou du quatrième pansement, on peut supprimer le ramonage au tire-nerfs, il sera bon aussi de mélanger à l'acide phénique quelques gouttes de formol.

Le dernier pansement sera laissé huit jours en place, et si après ce délai on ne trouve plus trace d'infection, on pourra obturer les racines, comme il a été expliqué à propos du troisième degré, mais il sera prudent ici de ne pas employer la gutta-percha, et comme il a été dit de mêler à la pâte très peu de trioxyméthylène. Une fois les racines obturées, la dent sera s'il est possible mise en observation sous obturation provisoire à la gutta, un mois ou six semaines avant le plombage définitif.

Un pareil traitement est très long et minutieux, aussi peut-on se demander s'il est toujours opportun chez le soldat, que l'on ne peut raisonnablement, pendant les deux ans qu'il passe au service, en distraire durant des semaines par des soins dentaires. Il faudra donc le réserver aux militaires professionnels, et ne l'appliquer chez le soldat qu'aux dents indispensables à la mastication ou aux dents antérieures, bonnes par ailleurs, et dont l'extraction défigurerait leur porteur.

La minutie et le temps qu'exige un tel traitement ont engagé les praticiens à chercher quelque moyen de le faciliter et de l'abréger, d'autant que l'on peut tomber sur des infections si rebelles qu'il faut plusieurs mois pour en triompher, et que d'autre part, certains canaux sont impossibles à « ramoner ».

Divers auteurs ont eu l'idée de se servir des vapeurs dégagées par le *trioxyméthylène* ou le *formol* (Testelin,

Pitsch, P. Robin). Pour le troisième degré : emploi d'une pâte au trioxyméthylène placée à l'entrée des canaux, après dévitalisation et amputation de la pulpe, puis obturation sur le tout. Pour les caries infectées : ramonage au tire-nerfs, écouvillonnage aux sondes garnies de coton, pansement au trioxyméthylène ou au formol ; les auteurs remarquent les bons résultats obtenus, même lorsque les canaux sont inaccessibles ou imperméables aux instruments.

Tout récemment J. Ferrier a préconisé l'emploi du trioxyméthylène, avec un manuel opératoire des plus simples, qui lui a donné des résultats constants. L'originalité en est que, rompant avec les méthodes actuellement en usage, il renonce au ramonage des canaux lorsqu'il n'est pas facile à opérer. Ce mode de traitement des caries pénétrantes infectées est tellement simple qu'il permettrait de les soigner chez le soldat dans presque tous les cas[1] ; nous pouvons donc l'accepter, mais sous bénéfice d'inventaire, car l'esprit admet difficilement la possibilité d'une désinfection et d'une stérilisation radicales par la seule vertu des vapeurs de trioxyméthylène, pour des canaux remplis de putréfaction; mais si la méthode fait ses preuves, ce qui demande un certain temps, elle rendra les plus grands services.

Voici comment il faut opérer : La dent est nettoyée avec soin et l'on vérifie la perméabilité de l'entrée des canaux; dans la chambre pulpaire, on place une bou-

[1] Depuis la communication de J. Ferrier nous appliquons sa méthode dans notre service, concurremment avec l'ancienne. La comparaison a sans doute besoin d'être consacrée par le temps, mais elle nous a montré jusqu'ici la nouvelle méthode sous un jour des plus favorables.

lette d'ouate imbibée de créosote et chargée de trioxyméthylène ; le tout est hermétiquement fermé par une gutta. Le pansement est renouvelé deux fois à deux ou trois jours d'intervalle.

Si l'infection est très prononcée, s'il y a du pus, une fistule, un abcès, un kyste, on procède de même avec des pansements plus nombreux; les premiers sont rapprochés à un jour d'intervalle puis on les espace de trois ou quatre jours; lorsque toute mauvaise odeur a disparu, on laisse en observation huit ou quinze jours avant d'obturer définitivement.

CHAPITRE X

Obturations. — Règles générales. — Écartement des dents. — Préparation de la cavité. — Isolement de la dent et asséchement de la cavité. — Substances obturatrices (gutta-percha, ciment, amalgame). — Indications, manipulation, application. — Combinaisons de ces substances.

Que la carie soit simple ou pénétrante, nous savons comment la traiter ; il nous reste à étudier le dernier stade de ce traitement, l'*obturation*, dont les règles sont communes à tous les degrés de carie. A ce point de vue, en effet, une carie pénétrante soignée, et dans laquelle les racines ont été obturées, constitue une cavité simple identique à celle du deuxième degré.

Il est bon de rappeler, avant d'entamer cette matière, que l'on ne doit procéder à l'obturation définitive d'une dent qu'avec la certitude d'avoir mis de son côté toutes les chances de succès, par l'ablation mécanique de toutes les parties attaquées, par la désinfection radicale de la cavité ainsi obtenue, et par une observation sous plombage provisoire, aussi longue qu'il sera nécessaire. *Il faut éviter, à tout prix, d'enfermer de l'infection sous une obturation.*

Un autre point très important, qui d'ailleurs se ramène à la règle qui vient d'être formulée, c'est d'avoir fait le *diagnostic exact de la carie*; car la méconnaissance d'une carie très avancée du deuxième degré, d'un troisième ou d'un quatrième degré, expose le malade à des souffrances parfois atroces, sinon à des accidents sérieux, si, les prenant pour un deuxième degré, on les traite et les obture comme telles.

Il est avant tout nécessaire que la cavité soit accessible au regard et aux instruments; et pour y arriver il faut parfois (caries interstitielles) *écarter* les dents.

Dans le milieu militaire, on aura recours, soit à la gutta-percha tassée entre deux dents; soit à des coins de bois tendre (oranger, hickory) taillés en sifflet et forcés dans l'interstice : en se gonflant à l'humidité de la salive, le bois écarte les deux dents. Enfin l'ouate hydrophile passée entre deux dents se gonfle aussi par l'humidité et permet, en une ou plusieurs fois, d'obtenir l'écart désiré; un très bon moyen consiste à passer dans l'interstice un fil de soie, à tasser l'ouate ensuite, et à lier par dessus les deux brins de fils du côté incisif ou triturant. Ces diverses substances sont laissées en place vingt-quatre heures, et renouvelées si l'écart n'est pas suffisant. L'écartement immédiat peut être obtenu par des instruments appelés séparateurs; leur maniement est délicat, leur usage souvent douloureux et parfois nuisible; leurs indications étant restreintes, nous ne les citons que pour mention.

Préparation de la cavité. — Une fois les dents écartées, la cavité sera préparée; la première phase de l'opération a été décrite à propos du traitement de la carie. La deuxième phase, ou préparation proprement dite, a pour but de réséquer toutes les parties de la dent qui, quoique saines, sont trop fragiles pour être conservées, et de donner à la cavité une forme telle que : 1° on évite la récurrence de la carie, et que 2° la substance obturatrice soit ancrée d'une façon solide et durable.

On commencera donc, avec un ciseau à émail bien tranchant, ou avec une fraise à fissures montée sur le tour, par réséquer tous les bords d'émail fragiles, et ne reposant pas sur une assise de dentine, ces bords se briseraient pendant ou peu après l'obturation, surtout avec du métal ; pour les dents antérieures, lorsqu'on emploiera le ciment, pour éviter des délabrements trop visibles, on conservera tout le possible.

Il faut également abattre les bords surplombant une cavité, car ils sont souvent fragiles, ils limitent en outre des angles rentrants invisibles pendant la préparation, et où l'obturation risque de s'adapter d'une manière défectueuse; autant de causes possibles de récurrence de la carie.

Les cavités interstitielles des molaires sont souvent recouvertes du côté triturant par un simple plafond d'émail ; il ne faut pas hésiter dans ce cas à étendre la cavité à la face triturante, ce qui a en outre l'avantage de la rendre plus accessible.

La *forme* à donner à la cavité doit, avons-nous dit, réaliser l'ancrage de l'obturation. Il faut donc qu'elle soit *rétentive*, la cavité idéale est limitée par des surfaces planes se rejoignant à angle droit ou légèrement aigu avec d'autres surfaces planes; on doit donc chercher à lui donner une forme de cône ou de pyramide tronqués.

En prenant pour type une cavité de face triturante d'une molaire on y arrivera ainsi : une fraise ronde sera montée soit sur la pièce à main, soit sur l'angle droit, suivant qu'il sera nécessaire pour agir perpendiculairement. Avec cette fraise, on donnera sommairement à la cavité la forme voulue, en agissant successivement sur le fond et les faces, ou plutôt on l'acheminera vers elle ; on remplacera ensuite cette fraise par une autre, en cône renversé qui, promenée sur le fond et appliquée contre les parois, réalisera une cavité à fond plat rencontrant les parois suivant un angle légèrement aigu ; une légère inclinaison donnée à la fraise permettra d'exagérer cette tendance à l'angle aigu.

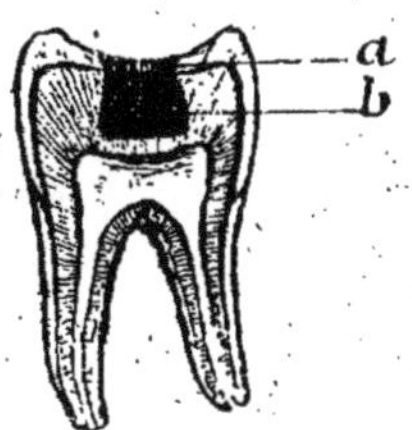

Fig. 17.
Préparation d'une cavité (Friteau).
a, bords d'émail biseautés. — *b*, cavité correcte.

La fraise, de quelque forme qu'elle soit, ne doit pas être promenée dans la cavité d'une façon désordonnée, mais agir méthodiquement, et faire successivement, en chacun des points où elle est appliquée, toute la besogne qu'elle doit y faire. Au cours de ce travail, il faudra souvent, par des lavages antiseptiques, débarrasser la dent de la poussière de dentine que détache la fraise. Une fois la cavité ainsi préparée, les bords doivent en être *biseautés* légèrement de dehors en dedans, soit avec un ciseau à émail, soit avec une fraise à fissures que l'on y fait agir obliquement par rapport à l'axe de la dent.

Bien des circonstances peuvent empêcher de réaliser exactement la forme idéale : le voisinage de la pulpe, la sensibilité de la dent, la situation de la carie sur une face distale, la crainte d'un délabrement trop étendu, sont autant de raisons à cela. Il faut en tous cas obtenir une cavité qui soit *rétentive*, et si sa forme n'y suffit pas, on emploiera d'autres moyens. C'est ainsi que, si la perte de substance est évasée, ou sur une face distale, ou de peu de profondeur, on pourra au moyen d'une fraise-roue promenée sur le fond de la cavité, décrire une rainure circulaire ; si la cavité a quelque profondeur, une seconde rainure tracée à peu de distance de l'orifice aidera encore à la rétention ; car la substance obturatrice venant remplir ces sillons, formera une ou deux collerettes rigides qui, faisant corps avec l'obturation, la maintiendront solidement en place.

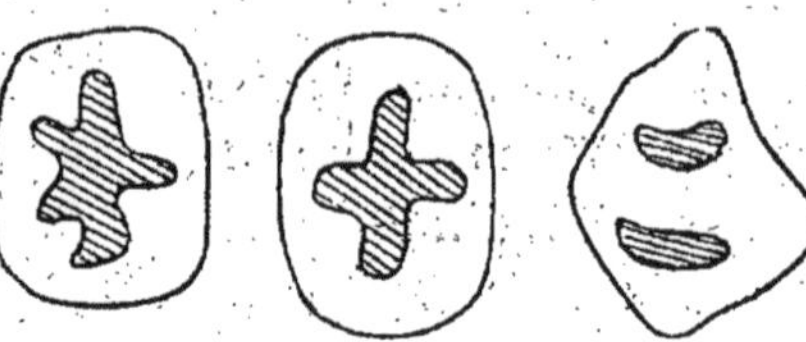

Fig. 18.
Apparence des obturations terminées sur une face triturante de molaire, après extension de la cavité aux fissures de l'émail (Godon et Masson).

On peut aussi ne pratiquer que des rainures partielles, plus ou moins longues, ne siégeant que sur une partie des faces ; ou bien encore creuser dans les parois de la cavité de petits culs-de-sac opposés les uns aux autres et de direction divergente, profonds de 1 millimètre à 1 millimètre et demi, dans lesquels le plombage viendra s'ancrer.

Une règle dite « d'extension préventive » doit être mentionnée ici : elle veut qu'en préparant une cavité on l'*étende* jusqu'aux points où la récidive de la carie est probable, afin de la *prévenir*. C'est ainsi qu'en préparant une carie de face triturante il faut étendre la cavité à ces fissures noirâtres, que l'on aperçoit souvent dans l'émail, points d'élection dans la carie récidivante ;

ces sillons doivent être creusés assez profondément pour que l'obturation y tienne bien (fig. 18).

Sur les autres faces de toutes les dents, on doit autant que possible faire l'extension de la cavité jusqu'à des limites exposées au nettoyage mécanique de la langue, des joues, des lèvres et de la brosse à dents ; mais il y a là un juste milieu à tenir, car on ne peut, sous prétexte d'extension préventive, faire de trop grands délabrements, principalement au niveau des faces proximales.

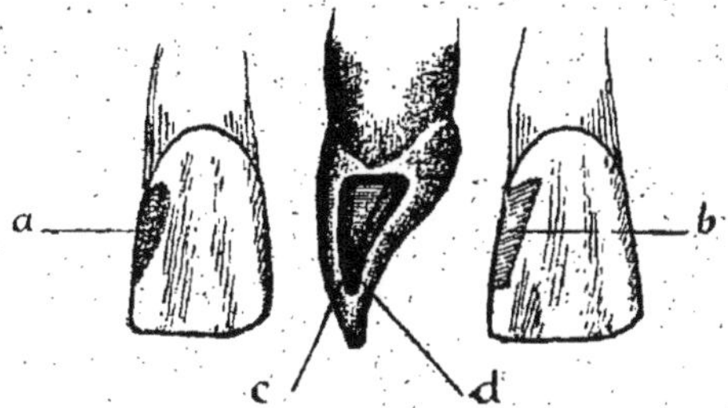

Fig. 19.
Préparation d'une cavité sur une face proximale d'incisive (Friteau).
a, obturation terminée. — *b*, forme intérieure de la cavité. — *c*, *d*, points de récurrence de la carie, que doit atteindre l'extension préventive.

Il ne rentre pas dans le cadre de cet ouvrage d'insister davantage sur la préparation des cavités ; nous reproduirons cependant ici le tableau de Godon et Masson, indiquant pour chaque type la forme idéale qu'il faut chercher à obtenir (Voir fig. 9, p. 48).

Caries simples :

Centrales triturantes (grosses molaires), n° 1, forme d'un cube, cylindre ou tronc de cône.

Latérales, interstitielles médianes (incisives centrales), n° 2, forme d'une pyramide quadrangulaire tronquée.

Latérales, interstitielles distales (incisives latérales), n° 3, forme d'une pyramide quadrangulaire tronquée.

Latérales jugales (molaires), n° 4, forme d'un cylindre ou tronc de cône.

Latérales palatines ou *linguales* (molaires), n° 5, forme d'un cylindre ou tronc de cône.

Cervicales (canines), n° 6, forme d'un demi-tronc de cône.

Caries compliquées :

Médio-triturantes (petites molaires), n° 7, forme d'une pyramide quadrangulaire tronquée.

Disto-triturantes (petites molaires), n° 8, forme d'une pyramide quadrangulaire tronquée.

Jugo-triturantes (molaires), n° 9, forme d'une pyramide quadrangulaire tronquée.

Lingo ou palato-triturantes (molaires), n° 10, forme d'une pyramide quadrangulaire tronquée.

Médio-disto-jugo-linguo-cervico-triturantes, soit coronales (molaires), n° 11, série de pyramides quadrangulaires tronquées s'unissant soit par les sommets, soit par les bases.

Lorsque la préparation est terminée, on lave la cavité, on la nettoie à l'acide phénique puis à l'alcool, et l'on y insère un tampon d'ouate imbibée d'alcool.

Il s'agit maintenant de disposer à la portée de la main tout ce qui est nécessaire, afin de ne pas perdre un instant; car une fois commencée, l'obturation doit se faire rapidement, les moyens dont nous disposons ne mettant que durant un court moment la dent à l'abri de la salive. On préparera donc[1] : les compresses ou le coton absorbant nécessaires à l'assèchement — un brûleur à gaz ou à alcool, *allumé*, — la poire à air chaud, — deux godets contenant de l'acide phénique et de l'alcool, — les fouloirs ou spatules nécessaires, — la substance obturatrice choisie, — un peu de vaseline sur un godet ou une plaque de verre.

L'ordre des opérations sera le suivant : 1° préparation de la substance obturatrice ; 2° isolement de la dent et assèchement de la cavité ; 3° insertion de l'obturation. Chaque substance employée ayant des règles particulières pour la préparation et l'insertion, nous les décrirons ensemble, successivement pour la gutta, le ciment et l'amalgame.

Isolement de la dent et assèchement de la cavité. — Dès que la cavité est prête, il faut pour l'obturer la soustraire à l'action de la salive, et y réaliser une parfaite siccité, faute de quoi le plombage ne pourrait tenir.

Pour mettre une dent à l'abri de la salive, et pour pratiquer non seulement l'obturation, mais tout le traitement et la préparation aussi aseptiquement que possible, le meilleur procédé est d'appliquer *la digue*. La digue consiste en une feuille de caoutchouc mince, très élastique, que l'on perce de trous où l'on passe les dents, autour desquelles son élasticité l'applique ; on la maintient soit par des ligatures de soie, soit par des crampons spéciaux, de sorte que la dent, isolée du milieu buccal par cette feuille de caoutchouc, est parfaitement à l'abri du contact, non seulement de la salive,

[1] Voir page 27 les préparatifs communs à toutes les opérations dentaires.

mais de la langue, des joues, des lèvres, et même de l'air expiré. Ce procédé doit être mentionné ici, mais la minutie et la longueur de son application n'en permettent pas l'usage dans l'Armée; on emploiera donc la *compresse* ou serviette, et les *rouleaux de coton*.

La *serviette* est un petit carré de linge roulé sur lui-même et placé de part et d'autre de la dent opérée et de ses voisines (pour les dents inférieures), on la maintient avec deux doigts de la main gauche pendant l'obturation; l'extrémité du chef qui garnit le sillon vestibulaire ressort par la commissure, tandis que l'autre chef étant placé sous la langue, que l'on prie le malade de lever la pointe en l'air, son extrémité est tassée au niveau du frein, sur les orifices des canaux salivaires. La langue peut ensuite reposer sur cette serviette, mais ne doit pas s'insinuer dessous; il sera bon d'y ajouter une seconde serviette plus petite, ou un rouleau de coton non absorbant, que l'on placera dans le sillon vestibulaire, au niveau des molaires supérieures, contre le repli de la muqueuse, pour obturer le canal de Sténon et arrêter l'écoulement de la salive. Pour les dents supérieures, l'application d'une petite serviette ou d'un rouleau de coton, dans le sillon vestibulaire au-dessus du groupe auquel appartient la dent à obturer, suffit à empêcher l'accès de la salive.

Le procédé à employer surtout, dans le milieu militaire, est celui des rouleaux de coton, non absorbant et bien serré, que l'on prépare soi-même au moment de l'usage. On les applique comme la compresse, en bas, de part et d'autre de la dent où ils sont maintenus par deux doigts; ces deux rouleaux doivent être serrés et volumineux; sous la langue et dans le sillon vestibulaire supérieur ils seront beaucoup moins épais, ces derniers appliqués bien au fond du sillon tiennent tout seuls.

Assèchement de la cavité. — Lorsque la dent est isolée, on enlève le coton imbibé d'alcool qu'on y a laissé, on nettoie la cavité, en passant dans tous ses recoins deux ou trois tampons phéniqués (bien serrés, sans filaments ni barbes, plus petits que la cavité à nettoyer); on peut alors insuffler un peu d'air chaud qui volatilise l'acide phénique et le fait entrer dans les canalicules de l'ivoire; puis on passe un ou deux tampons chargés d'alcool, on sèche à l'air chaud jusqu'à parfaite siccité, et l'on insère immédiatement la substance obturatrice.

L'emploi de la poire à air chaud (voir fig. 2, p. 22) mérite une courte mention : pour s'en servir, on chauffe d'abord la canule dans la flamme du brûleur en provoquant alternativement la rentrée et la sortie de l'air. Lorsque la canule est chauffée, on en dispose le bec à l'entrée de la cavité à sécher, et l'on projette l'air chaud par tous petits coups, amplifiés progressivement à cause de la désagréable impression produite par un jet d'air trop chaud ou trop brusque. On éprouve quelque difficulté au début, surtout pour les dents du fond, à éviter au moment où l'on presse la poire des déplacements intempestifs de la canule chauffée, qui peut alors brûler les lèvres, la langue, le palais ou les joues.

Avec un peu d'habitude, on évitera cet accident, en tenant la poire dans le creux de la main, en ne la pressant qu'avec les trois derniers doigts, le pouce et l'index maintenant la canule au niveau de sa jonction avec la poire, et en ne soufflant qu'à petits coups.

Substances obturatrices. — Manipulation. — Inser-

tion. — **Combinaisons.** — *Gutta-percha.* Celle qu'on emploie pour les usages dentaires est un mélange en proportion variable de gutta pure et d'oxyde de zinc, auxquels on peut ajouter diverses substances ou médicaments (silice, iodoforme, etc.). Dans le commerce on la trouve blanche, ou colorée en rose. Cette dernière, plus résistante et plus durable, est aussi plus difficile à manier et demande à être chauffée doucement et longuement pour s'amollir comme il convient.

Elle est tout d'abord indiquée pour faire l'occlusion d'une cavité sur un pansement, qu'elle isole complètement de la salive ; elle doit pour cet usage remplacer à jamais les « petits cotons » des dentistes d'antan. C'est ensuite dans la plupart des cas, la meilleure obturation temporaire pour les dents que l'on garde en observation. On l'emploie aussi, nous l'avons vu, pour obturer les canaux ou la chambre pulpaire. Placée en couche mince sur le fond d'une cavité sensible, avant l'obturation, elle sert encore d'isolant pour soustraire la pulpe à des sensations pénibles (température).

La gutta-percha est très plastique et facile à travailler, elle est mauvaise conductrice de la chaleur et résiste bien aux actions chimiques, elle est très adhérente et imperméable; mais elle a le défaut de s'user très vite, sous l'influence de la mastication, de la brosse à dents, ou de toute autre cause mécanique, ce qui restreint son emploi aux usages précités et à l'obturation définitive de certaines cavités peu exposées, dont la préparation ou l'accès sont difficiles, et où les autres substances sont contre-indiquées. C'est surtout pour obturer les cavités du collet qu'elle est employée; à ce niveau le ciment se désagrège très vite; l'amalgame, de son côté, exige une préparation très minutieuse que l'extrême sensibilité de la dent à ce niveau rend difficile; et comme il est bon conducteur de la chaleur, cette sensibilité s'oppose encore à son emploi. La gutta-percha au contraire, n'étant plus exposée à ce niveau à l'usure mécanique, réunit toutes les qualités requises : facilité d'application, grande adhérence, imperméabilité à l'humidité et aux impressions thermiques.

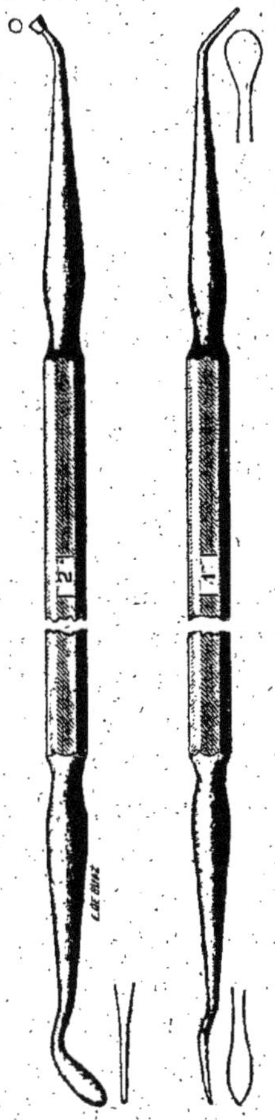

Fig. 20. — Fouloirs doubles pour obturateurs plastiques.

Pour l'appliquer, on commence par en couper un petit morceau un peu plus volumineux qu'il ne faut pour combler la cavité, on choisit une spatule ou un fouloir lisse, de forme appropriée; cet instrument est passé à la flamme, sur la partie chaude on applique le morceau de gutta que l'on chauffe modérément et auquel on donne avec les doigts une forme conique qui permettra tout à l'heure une facile insertion; la dent est ensuite isolée et la cavité asséchée. Prenant alors l'instrument préparé avec sa gutta, on chauffe celle-ci, doucement et également, non pas dans la flamme qui lui ferait perdre ses propriétés, mais au-dessus d'elle, jusqu'à lui donner la consistance de mastic mou; puis on l'insère dans la cavité par une pression suffisante pour qu'elle la remplisse en s'y adaptant exactement. Avec un instrument bien chauffé on applique la gutta sur tout le pourtour de la cavité; puis, toujours avec des instruments chauds et trempés dans la glycérine ou la vaseline, la surface de l'obturation est lissée, du centre à la périphérie, pour éviter l'excès de substance, jusqu'à ce qu'elle soit partout de niveau avec la dent.

La gutta-percha en cylindres qui existe dans les infirmeries est beaucoup plus difficile à employer, car elle n'adhère pas; pour exécuter avec ce produit une obturation qui tienne, il est nécessaire d'en faire d'abord dans du chloroforme une solution, dont on badigeonne largement les parois de la cavité préalablement asséchée, après quoi l'insertion se fera comme il vient d'être décrit.

Ciment dentaire. — Cette substance est la combinaison d'un liquide (acide phosphorique) et d'une poudre (oxyde de zinc), qui peuvent avoir subi diverses préparations commerciales. C'est ainsi que l'oxyde de zinc est ordinairement additionné de *silice* et de *verre* en poudre fine. On les mélange seulement au moment de s'en servir : sur une plaque de verre, on dépose à côté l'une de l'autre les quantités de poudre et de liquide suffisantes pour avoir largement de quoi combler la cavité. Puis avec une spatule flexible on incorpore la poudre au liquide, par petites quantités, en remuant et écrasant bien le mélange avec le plat de la spatule animé d'un mouvement circulaire; on n'ajoute de la poudre que lorsque la dose précédente est parfaitement confondue avec le liquide; on continue ainsi jusqu'à obtenir une pâte de la consistance du mastic frais, sans craindre de malaxer le mélange qui sera d'autant meilleur qu'il aura été fait avec plus de soin.

Un peu d'habitude permet de juger très vite les quantités de liquide et de poudre nécessaires, et la consistance que doit avoir le mélange; cette consistance est variable suivant le produit employé.

Lorsque le ciment est prêt, on le rassemble en raclant avec la spatule la plaque de verre, on le roule en une boulette placée sur la pointe de la spatule, et on l'applique d'un seul bloc dans la cavité, d'une pression suffisante pour la remplir complètement. L'excédent est alors enlevé sommairement, en deux ou trois coups de spatule dirigés du centre vers les bords. Prenant alors une spatule rigide ou un fouloir plat, on comprime la surface de l'obturation et l'on s'efforce, allant toujours du centre vers les bords, de bien appliquer le ciment à ce niveau, en lui donnant la forme qu'il doit garder. Puis, avec l'instrument vaseliné on lisse sommairement le ciment qui sera poli après complet durcissement, un autre jour, ou tout au moins trois à quatre heures après l'application.

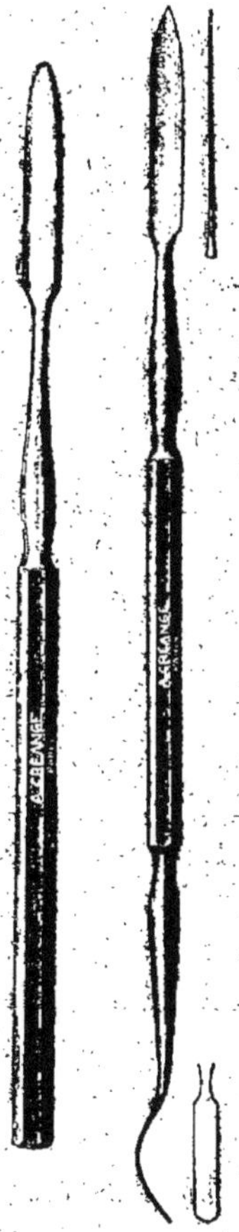

Fig. 21. — Spatules simple et double pour gutta-percha et ciment.

Le polissage se fait, soit avec des *strips,* bandelettes de toile émeri, par un mouvement de va et vient, soit avec des *disques* de papier de verre, montés sur le tour et promenés sur la surface de l'obturation. Au niveau des points où il doit surtout agir, on applique le disque à l'aide d'un brunissoir ou d'un fouloir. Disques et strips seront préalablement vaselinés.

Le ciment trouve son usage pour toutes les dents antérieures, à cause de sa couleur peu visible. Il est également indiqué là où des parois fragiles ne supporteraient pas l'insertion de l'amalgame qui exige une certaine pression. Son action antiseptique le recommande pour obturer les cavités qui n'ont pu être parfaitement désinfectées, chez les enfants par exemple, ou lorsque pour ne pas atteindre la pulpe on conserve une couche de dentine dont on n'est pas absolument sûr. Il sert encore à consolider des parois fragiles, ou à protéger la pulpe des impressions thermiques dans des dents qui recevront ensuite une obturation métallique. Son principal inconvénient est qu'il s'use sous l'action de la mastication et des agents chimiques contenus dans la cavité buccale, de sorte qu'il faut, à intervalles variables, refaire ces obturations. On trouve, à ce point de vue, de grandes variétés individuelles.

La nomenclature du service de santé comporte, nous l'avons dit, de l'*acide pyrophosphorique* et de l'*oxyde de zinc, de l'azotate*; leur combinaison donne une pâte mal liée, qui durcit avec une excessive lenteur et se désagrège rapidement; aussi n'en obtient-on que des résultats médiocres.

Amalgame. — C'est un alliage d'argent et d'étain, en proportions à peu près égales, variant légèrement suivant les formules; on y ajoute parfois de l'or ou du platine; cet alliage est amalgamé avec du mercure au moment de l'usage. Il devient très dur et résistant, et son emploi est indiqué pour toutes les dents du fond lorsqu'on peut réaliser une cavité donnant le maximum de rétention (car, l'amalgame n'adhérant pas, ne peut tenir que si la cavité est parfaitement rétentive), et lorsqu'il n'y a pas lieu de craindre la fracture de parois trop fragiles. Mais il a le défaut de *travailler*, c'est-à-dire de changer de forme à la longue, en se rétractant, ce qui crée le long des parois des fissures permettant la récurrence de la carie sous l'obturation. Ce changement de forme amène aussi parfois la fracture de parois trop minces. Malheureusement encore, l'amalgame a le défaut de noircir les dents. Une préparation très soignée peut obvier en grande partie à ces inconvénients. Pour l'employer, on place dans un petit mortier spécial un peu d'alliage en paillettes[1]; on y ajoute une quantité de mercure d'un poids sensiblement égal, avec le pilon on les amalgame d'une façon intime; il faut obtenir une masse d'une consistance spéciale que l'on reconnaît au crissement spécial que donne l'amalgame roulé entre les doigts (bruit de cuir neuf), et à l'aspect de la cassure qui doit être nette, sans qu'il s'en détache de parcelles secondaires, mate et un peu granuleuse. Si l'amalgame est trop mou, on ajoute un peu d'alliage, un peu de mercure dans le cas contraire.

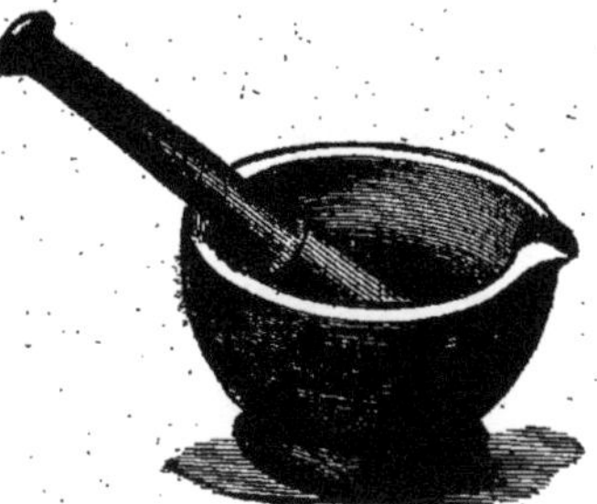

Fig. 22.
Mortier à amalgame.

[1] Il est utile de mélanger à l'alliage, au moment de l'emploi, environ 1/5 ou 1/6 de son poids de vieil amalgame en poudre.

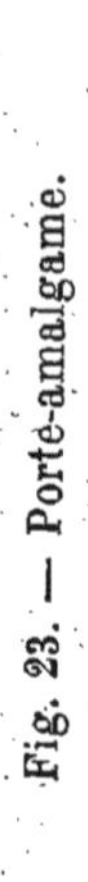

Fig. 23. — Porte-amalgame.

Lorsque la masse a été bien triturée dans le mortier on la malaxe très soigneusement avec le pouce droit dans la paume de la main gauche; après quoi on la tord dans un linge épais ou une peau de chamois pour en exprimer l'excès de mercure; mais avec un peu d'habitude on arrive à réduire presque à néant la quantité de mercure ainsi exprimée, ce qui est désirable car le mercure entraîne une partie des métaux amalgamés. Il est très utile, avant l'application, de savonner l'amalgame en le malaxant dans le creux de la main, puis de le laver à l'alcool jusqu'à ce que ce dernier ne noircisse plus.

L'insertion de l'amalgame se fait par petites portions successives, placées dans la cavité avec le *porte-amalgame*. Chaque portion est vigoureusement tassée dans la cavité, lorsque celle-ci est comble, on enlève l'excès, constitué surtout par du mercure, avec une boulette d'ouate bien sèche, et l'on foule encore par dessus une fraction de la substance obturatrice. Puis on lisse la surface avec un fouloir plat et l'on termine avec une boulette d'ouate serrée et vaselinée, avec laquelle on frotte légèrement, on caresse si l'on peut ainsi dire, en l'animant de mouvements concentriques. Un très bon moyen d'enlever l'excès est de se servir de feuilles d'étain pliées en quatre, appliquées sur l'amalgame, et par dessus lesquelle on lisse avec le fouloir, puis à terminer au lieu de coton vaseliné avec une boulette du même métal très peu serrée et doucement maniée.

Le polissage définitif est donné lorsque l'amalgame est dur, avec des *strips*, des *disques* et des brunissoirs maniés à la main ou montés sur le tour.

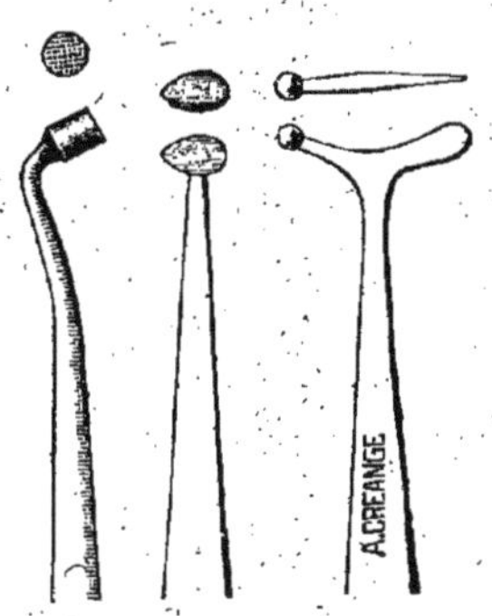

Fig. 24.
Fouloirs et brunissoirs.

Combinaisons. — Nos trois substances (*gutta*, *ciment* et *amalgame*) peuvent être employées isolément, (c'est la majorité des cas) ; ou associées ; c'est ainsi que l'on étend de la gutta-percha ou du ciment en plancher sur une couche de dentine trop mince pour isoler la pulpe, et que l'on obture par dessus. De même lorsque la carie s'étend sous la gencive on peut obturer à la gutta au niveau du collet, au ciment ou à l'amalgame pour le reste de la cavité.

On se sert parfois d'un mélange de ciment trituré avec de la limaille d'alliage ou de l'amalgame mou en proportions variables. La limaille rend le ciment plus résistant à l'usure. L'amalgame lui communique une partie de ses qualités ; suivant les proportions employées, le mélange tiendra plus du ciment ou de l'amalgame. Comme indications générales on peut dire que le *ciment-*

métal et le *ciment-amalgame* sont à employer lorsque la cavité nécessite une obturation adhérant par elle-même (ciment) et ne s'usant pas (amalgame); ou lorsque des parois trop minces ne pouvant supporter un amalgame, le ciment employé seul ne serait pas assez durable.

D'autres substances : ciment-émail, amalgame de cuivre, étain, or mou ou cohésif, porcelaine, sont couramment employées dans la pratique dentaire. Nous les citons pour mémoire, mais pour des raisons diverses elles ne peuvent servir dans le milieu militaire.

CHAPITRE XI

Affections des dents (autres que la carie). — Lésions traumatiques. — Contusion. — Entorse[1]. — Luxation. — Fractures.

En dehors de la carie, on observe chez le soldat des lésions traumatiques de la dent.

La contusion résulte d'un traumatisme généralement bénin (coup, chute, mastication sur un corps dur); elle peut atteindre une ou plusieurs dents, et peut être suivie d'hémorrhagie ou de mortification de la pulpe. Elle retentit ordinairement plus ou moins sur l'articulation alvéolo-dentaire, aussi la contusion simple de la dent quoique possible, ne peut-elle guère cliniquement être séparée des lésions de cette articulation. (Voir entorse et luxation).

L'entorse, qui reconnaît les mêmes causes peut être plus ou moins prononcée : dans les cas bénins, la dent

[1] Ce terme nous semble anatomiquement plus exact que ceux ordinairement employés, de *contusion* ou d'*ébranlement* de la dent, si l'on admet l'existence de l' « articulation alvéolo-dentaire ».

est légèrement ébranlée, on y constate : 1° une mobilité souvent un peu douloureuse, par suite de la contusion indirectement éprouvée par le ligament ; 2° une douleur, sourde, continue, peu vive, résultant de la commotion pulpaire et qui disparaît au bout de peu de jours, par le simple repos de l'organe.

A ce degré, l'entorse est souvent produite par pénétration d'un corps étranger entre deux dents ; pénétration soit brusque et accidentelle pendant la mastication, soit volontaire et dans un but thérapeutique (caoutchouc, coton, instrument à écarter les dents).

A un degré plus sérieux, le filament pulpaire peut être rompu au niveau de l'apex, et le ligament contusionné plus violemment. Mais si aucune porte n'est ouverte à l'infection (fracture, carie, décollement au niveau de l'interligne articulaire ou collet) la pulpe se mortifie sans gangrène, la dent se colore généralement en gris ou en bleu, par suite du dépôt de substances colorantes du sang épanché. On trouve ici encore de l'ébranlement, de la mobilité douloureuse, mais le repos aidant la dent se consolide peu à peu. Il arrive d'ailleurs que ces dents, après un temps variable s'infectent, généralement par la voie de l'interligne articulaire, et provoquent l'un des accidents consécutifs à la gangrène pulpaire ; c'est ainsi que chez le soldat, il n'est pas rare de voir réagir des dents frappées de mort dans l'enfance à la suite d'un traumatisme ; ce que l'on reconnaît facilement, en cas d'extraction à ce que leur racine est incomplète, et l'apex béant, signes d'arrêt de développement qui peuvent, suppléant à la mémoire du malade déterminer l'âge auquel l'accident est survenu.

L'entorse peut être plus grave encore ; il y a alors, outre la rupture de la pulpe, dilacération du ligament alvéolaire, déchirement de la gencive, et presque toujours, infection consécutive de la cavité pulpaire et de l'articulation (voir plus loin *arthrites*).

Le *traitement des entorses* consistera dans les deux premiers cas à recommander au malade d'éviter de mastiquer sur la dent atteinte ; et au besoin on prescrira une alimentation molle (liquides, purées). On y pourra joindre des gargarismes antiseptiques. Dans les cas graves il faudra trépaner la dent, et traiter dent et articulation (voir plus loin).

Luxation. — Elle est généralement la suite de traumatismes plus violents que l'entorse et peut être *complète* ou *incomplète*.

Dans la *luxation incomplète*, la dent a subi un déplacement plus ou moins étendu, les rapports de la racine et de l'alvéole sont plus ou moins modifiés, il y a des déchirures du ligament, mais la dent tient encore, peu ou beaucoup. Il y a une mobilité prononcée qui entraîne des douleurs souvent vives, réveillées parfois par le moindre mouvement des mâchoires, la moindre pression de la langue, des joues ou des lèvres ; il peut se produire une petite hémorrhagie au niveau du collet ; le filament vasculo-nerveux est ou non rompu au niveau de l'apex.

Lorsque la *luxation est complète*, la douleur est très vive, les ligaments sont complètement rompus ; la dent, qui a perdu tous rapports avec l'alvéole peut tenir encore à une frange de gencive ; ou bien, complètement détachée, tomber dans la bouche ou au dehors. Cette lésion qui nécessite un traumatisme violent, se localise rarement à une seule dent. Les luxations peuvent se compliquer de fractures de l'alvéole ou même du maxillaire, de lésions des parties molles, gencives, lèvres et joues.

Le *traitement*, en cas de *luxation incomplète*, sera de réduire la luxation, en remettant en place les dents atteintes, et s'il est nécessaire, ce qui est rare pour les molaires, de les immobiliser par un procédé quelconque.

En cas de *luxation complète* il faut toujours essayer de réimplanter les dents dans leurs alvéoles, à moins de lésions osseuses rendant la chose impossible. Les résultats sont souvent inespérés, et même plusieurs heures après le traumatisme, la réimplantation peut réussir. Pour la pratiquer, on débarrassera l'alvéole du sang, des corps étrangers, par de grands lavages antiseptiques faibles, ou mieux avec du sérum artificiel tiède, la dent sera lavée et immergée dans le sérum pendant ces préparatifs. Une fois la ou les dents remises en position normale surtout si elles sont à une racine et en cas de luxations multiples, *l'immobilisation* pourra être nécessaire.

Elle peut se faire par des ligatures au fil d'argent ou de soie ou des gouttières. Le *fil d'argent* formera une anse, appliquée au niveau des collets, en avant et en arrière, et comprenant, outre les dents luxées et de chaque côté, une ou deux dents saines et solides servant de point d'appui ; dans chaque interstice, un fil métallique fin ou un fil de soie embrassant les deux chefs de cette anse, assurera l'immobilité de chaque dent.

Si l'on se sert de la *soie*, on prend dans une anse la ou les dents saines et l'on croise les deux chefs dans chaque interstice de sorte qu'ils sont alternativement antérieur et postérieur ; à l'extrémité de la rangée, on prend encore une ou deux dents saines dans la ligature et l'on revient en sens inverse, une ou plusieurs fois, triplant ou quadruplant la ligature suivant les cas. Les *gouttières* sont composées de petites calottes en métal estampées à la forme de chaque dent, soudées ensemble et scellées ensuite au ciment; ce moyen de contention nécessite un outillage et une installation spéciale; et dans le milieu militaire, il est rarement possible d'y avoir recours.

Dans l'un comme dans l'autre cas, outre des précautions antiseptiques soigneuses : grands lavages, bains de bouche, on veillera à éviter toute cause d'ébranlement des dents remises en place : on instituera une alimentation molle ou liquide, au besoin à l'aide d'un chalumeau. Si pour une raison ou pour une autre, la consolidation ne se fait pas, il sera toujours temps de recourir à l'extraction, et après guérison à la prothèse.

Fractures des dents. — Elles peuvent résulter de traumatismes fortuits, et ce sont celles qui nous intéressent ici. Il peut encore y avoir fracture plus ou moins étendue au cours de manœuvres d'extraction : effondrement d'une paroi mince lors de la préparation d'une cavité, ou pendant la mastication. Lorsqu'elle résulte d'un traumatisme, la lésion atteint généralement la couronne, mais il n'est pas rare qu'elle remonte plus ou moins haut sur la racine.

Nous diviserons les fractures en *complètes* ou *incomplètes*, *partielles* ou *totales*, *simples* (non pénétrantes) ou *compliquées* (pénétrantes).

Elles seront *complètes*, suivant qu'un fragment plus ou moins volumineux aura été séparé de la dent; *incomplète*, si au contraire le traumatisme n'a produit qu'une fissure, qui peut aller de la simple craquelure superficielle, si fréquente, n'intéressant que l'émail, sans grande importance d'ailleurs, jusqu'à la fissure pénétrante qui expose à tous les accidents d'infection de la pulpe.

Les fractures complètes seront *partielles* ou *totales* suivant qu'elles intéresseront une partie ou la totalité de la couronne. Ces dernières seront, évidemment, toujours pénétrantes. Elles sont fort douloureuses, la pulpe à nu étant sensible au moindre contact, même des lèvres ou de la langue.

Enfin, et c'est là la division la plus importante, il pourra y avoir des fractures *simples* ou non *pénétrantes*, *compliquées* ou *pénétrantes*, suivant qu'elles iront ou non jusqu'à l'organe central.

A quelque classe qu'elles appartiennent, les fractures (sauf les fissures superficielles) s'accompagnent toujours d'un certain degré d'entorse ou même de luxation de la dent.

Traitement. — Les fractures complètes, partielles, non pénétrantes devront être polies pour supprimer toute anfractuosité favorable à la carie, et les bords en seront arrondis ; on se servira soit d'une lime à séparer, soit de disques de papier émeri, et pour les bords d'une fraise à fissures ; si la surface ainsi polie garde de la sensibilité thermique, il sera bon de la cautériser plusieurs fois, à intervalles de quelques jours, avec du chlorure de zinc ou du nitrate d'argent à 1/10, ou de la toucher au thermo-cautère.

Quant aux fractures pénétrantes, le traitement variera suivant les cas : lorsqu'une notable partie de la couronne est conservée, il faut trépaner la dent si cela est nécessaire pour avoir l'accès de la pulpe, *dévitaliser* et extraire celle-ci, et pratiquer l'obturation. Le *coiffage* pourra être tenté dans les cas où la pulpe n'aura pas trop souffert du traumatisme. Mais lorsque la fracture est *totale* ou presque totale il vaut mieux, dans le milieu militaire recourir à l'extraction, surtout pour les molaires et prémolaires ; pour les dents antérieures, la dévitalisation suivie de l'obturation et du meulage de la racine, permettront dans la suite la pose d'une dent à pivot. Quand la lésion atteint la racine, celle-ci peut être fendue sur une hauteur variable, l'extraction est alors le seul traitement possible.

On a cité des cas de consolidation par formation de dentine secondaire, après coaptation et immobilisation des fragments. Cette opération nécessite une pulpe absolument saine, et même ainsi, ses résultats sont plus que problématiques.

Les *fractures comminutives* avec broiement des tissus durs et dilacération de la pulpe, résultent de traumatismes très violents, et qui atteignent ordinairement non seulement plusieurs dents, mais encore les tissus mous et osseux voisins. De semblables lésions, variables à l'infini, sont justiciables d'un traitement chirurgical approprié.

CHAPITRE XII

Affections inflammatoires d'origine dentaire. — Arthrite. — Arthrites symptomatiques. — Arthrites idiopathiques. — Arthrite médicamenteuse. — Arthrite traumatique. — Arthrite subaiguë. — Arthrite aiguë simple. — Arthrite suppurée. — Arthrite chronique. — Traitement des arthrites. — Affections consécutives. — Fluxions. — Abcès. — Fistules.

Arthrite. — On comprend dans le terme générique d'arthrite « toutes les affections de nature inflammatoire ou infectieuse » (Cruet) de l'*articulation alvéolo-dentaire*, car on admet généralement qu'il y a là (comme l'a établi Malassez, une véritable *articulation*, avec un *ligament* figuré par l'ancien *périoste* alvéolo-dentaire.

Il en existe diverses variétés : l'une, sous la dépendance d'un état général (arthritisme, maladies à troubles trophiques) se développe localement grâce à certaines conditions favorables (infection buccale, tartre). C'est la *poly-arthrite alvéolo-dentaire* (Redier) *dite encore maladie de Fauchard, pyorrhée alvéolaire, gingivite expulsive*, etc. Cette affection sort de notre cadre, car elle ne fait pas partie de la pathologie du soldat (n'apparaissant guère avant quarante ans). Au point de vue pathogénique, elle tient à la fois des deux grandes classes qui vont suivre.

Arthrites symptomatiques. — La conception de l'*articulation* que nous venons de citer doit faire admettre dans ce chapitre des phénomènes que l'on observe parfois, même sur des dents saines, au cours de certaines maladies infectieuses, grippe et rhumatisme surtout : douleur à la pression et à la percussion, sensation d'allongement de la dent, soulagement procuré par la décongestion mécanique due à la pression de la dent antagoniste ; et parfois crises névralgiques ayant pour point de départ l'articulation alvéolo-dentaire. Il semble bien qu'il y ait là de véritables localisations articulaires des maladies en question.

Arthrites idiopathiques. — Cette autre classe est constituée des diverses variétés de l'*arthrite* alvéolo-dentaire (ancienne *périostite*). C'est une maladie locale, qui consiste, comme son nom l'indique, dans l'inflammation de l'articulation de la dent.

Arthrite médicamenteuse, arthrite traumatique. — L'inflammation reconnaît parfois une cause non septique ; c'est ainsi que nous avons indiqué l'action congestive de l'acide arsénieux sur le ligament (page 77) ; c'est encore ainsi que dans une bouche en partie édentée, la suractivité fonctionnelle imposée à une dent qui supporte une grande partie du travail masticatoire, est parfois cause d'une arthrite de *surmenage* qui est en réalité une arthrite traumatique. Ou bien, lorsqu'une dent mord en porte-à-faux, il peut y avoir là soit une véritable entorse chronique, soit une infection du ligament facilitée par le traumatisme constant.

Arthrites d'origine septique. — Il peut encore y avoir *infection* de l'articulation par *pénétration, au niveau du collet,* de corps étrangers (arêtes de poisson, soies de brosse à dent); il en résulte une légère arthrite subaiguë, qui disparaît en peu de jours.

Mais dans l'immense majorité des cas il y a eu *inoculation septique par la voie radiculaire et apicale,* ce qui occasionne des accidents souvent beaucoup plus sérieux. Cette *arthrite* est la suite de la gangrène pulpaire, consécutive à une carie pénétrante infectée (cas le plus fréquent), à une fracture pénétrante ou à tout autre traumatisme. Au cours de manœuvres ayant pour but de traiter la dent, l'infection du ligament a quelquefois lieu brusquement, par refoulement de substances septiques au delà de l'apex (voir page 85); aussi ne saurait-on recommander une trop grande prudence dans ces manœuvres.

« L'arthrite alvéolo-dentaire, dit Frey, doit être divisée au point de vue des lésions anatomo-pathologiques, des symptômes et de la marche en quatre classes: *arthrite subaiguë, arthrite aiguë simple, arthrite suppurée, arthrite chronique;* » c'est cette division que nous adopterons ici.

Arthrite subaiguë. — Le malade accuse une sensation de tension, d'agacement, le côté atteint lui semble pesant. Dans l'occlusion des mâchoires, la dent rencontrant son antagoniste un peu avant ses voisines, donne l'impression d'allongement; la pression ainsi exercée décongestionne mécaniquement le ligament, d'où il résulte un certain soulagement pour le malade, qui, d'instinct, reproduit périodiquement cette manœuvre. La percussion dans l'axe de la dent est légèrement douloureuse. Le froid est désagréable, mais la chaleur surtout est mal supportée. Tous ces symptômes sont plus accusés la nuit. En extrayant la dent, à cette période, on constate sur la racine, de la congestion du ligament, dans la région du sommet.

Arthrite aiguë simple. — Elle peut succéder à la précédente ou être aiguë d'emblée, ce qui se produit généralement dans l'inoculation brusque avec un instrument dépassant l'apex. Les signes sont à peu près les mêmes que précédemment, mais ils sont plus accusés ; il n'y a pas un simple agacement, mais une *douleur continue, lancinante,* à battements isochrones aux pulsations des artères. La sensation de lourdeur, plus nette, siège sur une région plus étendue ; l'*allongement* est plus considérable, mais la pression de la dent antagoniste, des aliments, de la langue, est fort douloureuse ; le patient n'ose presque plus parler ni fermer complètement la bouche. Pendant la nuit les phénomènes s'exagèrent, la position couchée, la chaleur de l'oreiller, exaspèrent la souffrance.

La congestion s'étend aux tissus voisins : la gencive est rouge et chaude, douloureuse à la pression. La percussion est douloureuse, et donne un son sourd ; la dent semble reposer sur des assises molles. Un liquide chaud, le voisinage d'un poêle, d'une lampe exagèrent encore la douleur. A l'extraction, on constate que le ligament est rouge et épaissi sur toute la hauteur des racines.

Cet état aboutit souvent à l'*arthrite suppurée*. La douleur atteint son maximum d'acuité ; la dent, très mobile, est soulevée et allongée encore par le pus. Les tissus voisins, la gencive en particulier, sont infiltrés et œdématiés ; toute l'articulation suppure, les racines baignent dans du pus qui renferme des débris de ligament. Il n'est pas rare de les trouver corrodées par la suppuration (*cémentite raréfiante*); parfois celle-ci augmente, le ligament est complètement détruit, l'alvéole nécrosé, les racines sont plus ou moins rongées par la cémentite raréfiante, et la dent est éliminée. D'autres fois les phénomènes s'amendent progressivement pour passer à l'état chronique.

Arthrite chronique. — Dans cette forme, il y a peu ou pas de douleur. Tout au plus une légère sensibilité de la dent au choc, et de la gencive à la pression ; souvent on trouve dans les canaux un peu de muco-pus. Il peut arriver que l'infection se réveillant, produise de temps à autre, des crises aiguës. Plus l'affection est ancienne, plus les lésions de l'articulation et des tissus voisins sont étendues.

Traitement des arthrites. — L'*arthrite par inoculation* au niveau du collet n'exige que des précautions simples, le repos de la dent, des bains de bouche antiseptiques ; l'antisepsie du collet avec de la teinture d'iode en ont rapidement raison.

L'*arthrite médicamenteuse* est parfois très longue à guérir ; il faudra redoubler de précautions antiseptiques pour éviter qu'elle n'aboutisse à la suppuration.

Les diverses formes d'*arthrite par voie apicale* ne constituant après tout qu'une seule affection, ne comportent qu'un mode de traitement lorsque l'extraction n'est pas indiquée. Ce traitement a pour but de combattre les phénomènes douloureux et de supprimer l'infection des canaux radiculaires, cause de l'arthrite. La première indication sera atteinte en grande partie si, en *débouchant les canaux,* on donne issue aux gaz putrides et au pus.

Quand il n'y a aucun accès vers les canaux, ce qui

existe souvent en cas d'arthrite consécutive à un traumatisme, ou d'une infection enfermée sous un plombage, il est indispensable de trépaner la dent, opération fort douloureuse à cause de la pression qu'il faut exercer ; cela doit être fait aussi rapidement que possible, mais avec beaucoup de douceur, en évitant d'appliquer le foret longtemps de suite, la chaleur qu'il dégage en tournant risquant d'augmenter la douleur ; et en s'arrêtant aussitôt que la cavité pulpaire étant atteinte, le pus et les gaz putrides pourront s'échapper.

On pourra en outre faire un peu de révulsion sur la gencive : teinture d'iode, pointes de feu ; dans les cas aigus, quelques scarifications provoqueront une décongestion efficace ; on y ajoutera de grands bains de bouche tièdes, antiseptiques, non irritants et émollients (eau boriquée, solution phéniquée à 1/100, eau de pavots, camomille, guimauve).

Il sera enfin utile d'administrer les divers médicaments capables de soulager le malade et de lui procurer le sommeil.

Une fois que l'on aura ainsi paré au plus pressé, il faut désinfecter les canaux radiculaires, comme il a été dit au traitement de la carie du 4e degré (page 84) ; mais avec d'infinies précautions, et en évitant tout ce qui pourrait refouler vers l'apex des matières septiques, surtout dans les cas d'arthrite aiguë ou suppurée, où le moindre contact est fort douloureux. Dans une première séance, on se contentera donc de nettoyer très doucement la cavité de la carie avec des excavateurs et des lavages tièdes : une fois les canaux débouchés, comme il vient d'être dit, on y fera, en plaçant à leur entrée le bec de la seringue, des lavages antiseptiques tièdes (eau oxygénée) *sans pression*, et l'on renverra le malade au lendemain, en lui recommandant de prendre des bains de bouche tièdes, constants, et de placer une boulette d'ouate dans la cavité, au moment des repas, pour éviter l'entrée des parcelles d'aliments, et de l'enlever aussitôt après.

On se contentera de ce traitement, en veillant toujours à la perméabilité des canaux, tant que les symptômes ne se seront pas amendés ; ce qui se produit souvent dès le lendemain ou sinon en peu de jours.

On pourra alors intervenir un peu plus activement ; très prudemment toujours et très progressivement, nettoyer les canaux comme il a été dit (page 85) et panser la cavité en mettant par-dessus le pansement, successivement à mesure que le traitement progressera, de l'ouate simple, de l'ouate collodionnée et de la gutta-percha; on ne laissera des mèches dans les canaux que sous ces derniers pansements. Après cette désinfection, une observation de plusieurs semaines est indispensable avant d'obturer.

Un pareil traitement peut demander des semaines et des mois ; aussi verrons-nous qu'il est souvent impossible d'éviter l'extraction.

Dans l'intervalle des poussées aiguës, l'*arthrite chronique* sera soignée comme une carie pénétrante infectée.

Le *drainage* a été longtemps en honneur, il consistait à laisser en permanence un canal ouvert communiquant avec la cavité pulpaire, soit au moyen d'un tube métallique scellé dans l'obturation, soit par une trépanation au niveau du collet ; le malade devait, avec une sonde, entretenir la perméabilité de ce drain. Cette pratique n'est pas un traitement mais un palliatif, elle n'est pas chirurgicale et présente de graves inconvénients (possibilité d'obstruction du drain, maintien de l'infection radiculaire, porte ouverte à la salive et aux détritus de toutes sortes venant de la bouche). Elle doit être absolument condamnée.

Le trioxyméthylène dont nous avons déjà parlé, est appliqué par FERRIER au traitement des affections qui nous occupent (page 88); son emploi est celui que nous avons décrit, sauf dans le cas de suppuration avec écoulement de pus par les canaux, cas où l'on doit faire des pansements plus nombreux, plus fréquents (tous les jours pendant deux ou trois jours), et où il sera bon de tenir la dent en observation pendant au moins un mois (FERRIER se contente de quinze jours).

Affections consécutives. — Consécutivement à l'arthrite, d'autres complications ne sont pas rares; ce sont: *Fluxions, abcès, fistules.*

La fluxion est un accident si banal qu'il est connu de tout le monde, c'est l'aboutissant presque obligé de l'arthrite aiguë ou suppurée; elle consiste dans une infiltration parfois énorme des tissus mous circonvoisins. Elle est généralement indolore, et succède à la crise douloureuse. Parfois, occasionnée par de l'arthrite chronique qui se réveille, aucune douleur ne la précède et les malades, de la meilleure foi du monde, incriminent « un courant d'air »; ils déclarent victorieusement que la coupable ne peut être la racine profondément infectée qu'on leur désigne, « puisqu'elle ne leur fait pas mal ».

Le traitement consistera en : bains de bouche, et suivant le cas, drainage du pus et de l'infection, traitement de l'arthrite, et *obturation;* ou plus souvent, *extraction.*

L'abcès accompagne souvent la fluxion ou lui succède. Il peut aussi survenir sans fluxion, et être dû à un réveil de l'infection, en cas d'arthrite chronique du sommet des racines. Le pus se collecte à ce niveau en un véritable abcès circonscrit, qui peut se vider par les canaux, de façon spontanée ou provoquée (déplombage, désobstruction du canal à l'aide d'une sonde). Ou bien c'est au niveau du collet, en décollant les téguments, que le contenu de l'abcès s'évacue. (Cette même voie peut d'ailleurs être empruntée, par continuité des tissus, pour la formation d'un *abcès gingival sus-périostique* et sans lésion de l'alvéole[1].)

D'autres fois, le pus après avoir soulevé, puis traversé l'alvéole, se collecte sous les tissus gingivaux, formant ainsi un abcès en bouton de chemise. Le trajet suivi est généralement externe, vestibulaire, car l'os est plus mince à ce niveau ; mais il peut aussi être interne, palatin.

Avec toutes les dents, mais surtout avec les molaires inférieures, dont les racines descendent plus bas que le fond du sillon vestibulaire, le pus ayant perforé l'alvéole, passe quelquefois sous ce sillon, pour venir apparaître sous la peau de la joue ; et en suivant un trajet fort long, aboutit parfois en des points très éloignés de la dent malade.

Le *traitement* consistera dans l'extraction[2], qui suffit souvent pour assurer l'issue du pus, mais qui, dans le cas contraire, sera complétée par l'incision, si l'abcès

[1] Voir ce qui suit.

[2] La présence d'un abcès ou l'existence d'une arthrite suppurée ne sont pas, malgré un préjugé courant une contre-indication à l'extraction ; tout au contraire, la dent étant à la fois la voie qu'a suivie l'infection et le corps étranger qui entretient la suppuration, il y a intérêt à la supprimer.

ne s'est pas spontanément ouvert. La conservation de la dent est quelquefois possible, mais elle réclame un traitement long et minutieux rarement applicable dans l'Armée.

Fistules. — Après l'ouverture spontanée ou non des abcès, et plus souvent dans le premier cas, la règle n'est pas, tant s'en faut, de voir tout rentrer dans l'ordre. Un trajet fistuleux peut se former et être entretenu par le passage à la chronicité de l'abcès péri-apical.

La fistule ne succède pas toujours à un état aigu, elle peut survenir insidieusement, provoquée par une racine atteinte d'arthrite chronique du sommet. La paroi alvéolaire, progressivement amincie, finit par se percer d'un ou plusieurs trous, et c'est quelquefois après plusieurs poussées de petits abcès presque indolores, collectés sous la gencive et disparus sans laisser de traces, que la fistule s'établit.

Le trajet en est ordinairement unique, parfois multiple, généralement très court lorsqu'il siège sur la gencive au niveau de la racine point de départ ; il peut cependant en être plus éloigné et décrire un parcourt sinueux et inattendu.

Lorsque le pus s'est ouvert une voie vers la peau et qu'il subsiste une fistule cutanée, le trajet peut être très long, et offre à la palpation la sensation d'une bride indurée qui, exerçant une traction sur la peau, donne à l'orifice fistulaire, et à la cicatrice en cas de guérison, l'aspect dit « en cul-de-poule ».

Le cathétérisme du trajet, lorsqu'il est possible, conduit sur le tissu osseux alvéolaire dénudé, par suite de l'ostéite consécutive à l'arthrite chronique.

Le *traitement* des fistules varie suivant les cas.

L'extraction de la dent est généralement suffisante ; mais lorsque l'ostéite alvéolaire est installée depuis longtemps, la fistule et la suppuration persistent parfois après elle. Il arrive même que la fistulisation n'ait lieu qu'après l'extraction et même la cicatrisation de la plaie gingivale ; il s'agit alors ordinairement de fistules cutanées à long trajet ayant déjà commencé à fuser vers l'extérieur au moment de l'extraction.

Quand le *trajet est court*, l'extraction provoque l'élimination du tissu nécrosé ; si l'on craint qu'il en soit autrement, on donne par l'alvéole un coup de curette au niveau du point d'ostéite et tout rentre dans l'ordre.

Mais lorsqu'au contraire il est long et aboutit à la peau, le premier temps sera l'extraction suivie d'un curettage osseux, par la voie alvéolaire, au niveau de la région que le cathétérisme du trajet fistuleux aura désignée comme point de départ. Ce curettage devra être minutieux et complet, en emportant tout le tissu osseux nécrosé; on le fera suivre de celui du trajet fistuleux, pratiqué avec une curette fine et longue; un attouchement au chlorure de zinc, quelques lavages à l'eau oxygénée qui ne seront pas prolongés plus de deux ou trois jours, pour ne pas maintenir la perméabilité du trajet, complèteront ce traitement, et la guérison surviendra promptement.

Au lieu de curetter (ce qui est préférable), on cautérise parfois au chlorure de zinc ou au nitrate d'argent à 1/10, ou l'on fait des injections irritantes (teinture d'iode, éther iodoformé).

L'association de la curette et du caustique, employée ainsi qu'il suit, provoque souvent une prompte guérison : après le curettage de l'alvéole, on lave le trajet à l'eau oxygénée, puis on y instille quelques gouttes de nitrate d'argent ou de chlorure de zinc, et l'on panse pour vingt-quatre heures ; le lendemain, un coup de curette fine dans le trajet permet d'en sortir parfois tout entier et comme retourné en doigt de gant l'épithélium qui le tapissait. Quelques lavages antiseptiques compléteront comme tout à l'heure ce traitement.

Lorsque malgré tout la fistule persiste, il peut être nécessaire de disséquer le trajet sur une sonde cannelée, d'un bout à l'autre, et au point où il aboutit de réséquer l'os nécrosé. On suture la plaie cutanée, qui doit être aussi petite et aussi peu visible que possible.

Si la cicatrice se rétracte vers le maxillaire, en faisant une dépression disgracieuse, le malade peut arriver parfois, par des manœuvres régulièrement répétées pendant assez longtemps, à distendre la bride fibreuse dont nous avons parlé. Sinon, on pourra être amené à la rompre par quelques incisions. Mais il faudra empêcher une nouvelle rétraction pendant la cicatrisation.

Conservation des dents à fistule. — L'extraction est de règle, si la dent est découronnée, ou si la fistule présente un trajet long, sinueux, ou aboutissant à la peau ; en dehors de ces cas, on peut tenter la conservation.

Celle-ci peut-être obtenue par le seul traitement antiseptique de la dent, et par la cautérisation du trajet fistuleux ; mais cela n'est possible que pour les fistules muqueuses, à trajet très court; encore y trouve-t-on des insuccès. On peut cependant par divers moyens arriver à la conservation.

Le pansement au trioxyméthylène a donné de bons résultats à Ferrier et à Pitsch (v. page 87).

Drainage. — On peut également essayer les injections

antiseptiques par le canal de la dent ; si l'on arrive à faire passer le liquide par la fistule, il est fréquent d'obtenir la guérison. C'est ainsi que des lavages à l'eau oxygénée, répétés plusieurs jours, peuvent rendre des services signalés. Mais il n'est pas toujours possible, tant s'en faut, de faire sans pression un semblable drainage. On peut alors fixer dans le canal, avec de la gutta-percha qui réalise une obturation hermétique, une aiguille de Pravaz par laquelle on instille quelques gouttes soit de teinture d'iode, soit de chlorure de zinc ou de nitrate d'argent à 1/10 ; dans les cas favorables, le liquide apparaît à l'orifice de la fistule. La guérison peut succéder à cette manœuvre, qui a l'inconvénient d'être souvent très douloureuse.

La pointe du thermo-cautère, plongée dans la fistule et détruisant le trajet, ainsi qu'une partie de la lame alvéolaire, facilite le drainage et peut donner de bons résultats. Mais tous ces procédés sont plus ou moins aléatoires ; le suivant, beaucoup plus fidèle et constant dans ses résultats, doit leur être préféré.

Bien qu'elle ne puisse être d'un usage courant chez le soldat, nous décrirons ici une opération des plus bénigne : la *résection de l'extrémité apicale* infectée et nécrosée qui, dans les cas de fistules anciennes, consécutives à une vieille arthrite chronique, donne les meilleurs résultats, surtout pour des dents mono-radiculaires. Préconisée par Cl. Martin, Frey, Béal, elle n'offre pas de difficultés.

La dent doit être ouverte, si elle ne l'est déjà, la cavité pulpaire et le canal sont débarrassés de leur contenu, nettoyés et désinfectés par le ramonage au tire-nerfs, suivi du passage de mèches imbibées d'acide phénique et de lavages à l'eau oxygénée. Puis on passe à l'opération proprement dite. On débute par une injection analgésique dans la gencive et dans le trajet même ; après quoi, avec une sonde à canaux, on explore le dit trajet fistuleux et l'on cherche le point de perforation sur l'alvéole. Montant alors sur le tour une grosse fraise ronde, on l'introduit, lancée à toute volée, par la fistule dans la direction du pertuis osseux ; celui-ci offre peu de résistance et la fraise pénètre dans l'alvéole qui, par un mouvement de va-et-vient circulaire de l'instrument est complètement débarrassée et du sommet de la racine, et des fongosités qui l'entourent, et de la poche de l'abcès s'il y en a une. Avec un peu d'habitude, on arrive à percevoir la sensation du cément et de l'ivoire mordus par la fraise, et à apprécier l'étendue de la résection. On fait passer ensuite abondamment de l'eau oxygénée par la voie ainsi obtenue et par le canal radiculaire, après avoir promené un tampon de chlorure de zinc dans la brèche ainsi ouverte. La dent est bouchée à la gutta-percha, et dans l'orifice fistulaire, agrandi, on place un tampon imbibé de teinture d'iode, ou plus simplement on le laisse ouvert, en recommandant au malade de le boucher avec de l'ouate au moment des repas, et de se gargariser fréquemment, dans l'intervalle de ceux-ci, à l'eau oxygénée étendue de 2/3 au 3/4 d'eau tiède stérile. Les jours suivants, on continue les lavages et le pansement de la racine, que l'on obture le plus tôt possible avec une pâte antiseptique, en ayant soin de tasser un peu de gutta pour maintenir la pâte au fond du canal du côté réséqué. On laisse alors la cavité se combler par bourgeonnement, en y faisant seulement des lavages et en évitant l'accès des aliments.

Ce procédé est le plus simple. On peut aussi faire en

deux temps l'incision des tissus mous au bistouri ou au thermo-cautère, puis la résection apicale avec un trépan, une fraise à fissure, ou au ciseau et au maillet. On a recommandé le tamponnement de la cavité à la gaze, il vaut mieux s'en abstenir. BÉAL conseille d'obturer la racine à la gutta-percha avant la résection.

L'opération est généralement suivie d'une infiltration œdémateuse parfois très considérable des tissus mous, qui disparaît promptement, et dont il n'y a pas lieu de s'effrayer. Suivant l'importance de la résection opérée, la guérison complète survient au bout de dix jours à un mois.

Réimplantation. — Cette opération consiste à extraire la dent malade et à en réséquer la partie apicale nécrosée ; à nettoyer, désinfecter et obturer la dent et le canal radiculaire, à curetter le fond de l'alvéole et le trajet fistuleux, et, après lavage antiseptique, à remettre la dent en place en l'immobilisant comme il a été décrit à propos des luxations (v. page 112). On devra user d'une antisepsie rigoureuse, ne manier la dent que dans des compresses stériles, la garder pendant la toilette de l'alvéole, dans du sérum physiologique tiède, avec lequel on pourra aussi laver l'alvéole.

CHAPITRE XII

Affections inflammatoires d'origine dentaire (suite). — Nécrose — Adénites. — Kystes radiculaires. — Empyème du sinus maxillaire.

Ces complications reconnaissent toutes la même origine : une infection centripète pénétrant par la voie radiculaire et apicale.

Nécrose du maxillaire. — Il n'y a pas de fistule sans nécrose d'un fragment d'alvéole qui s'élimine sans qu'on puisse trouver de séquestre, et qui peut être imperceptible ou atteindre parfois toute une paroi alvéolaire, ou même tout l'alvéole. Mais on peut observer des nécroses bien plus étendues ; nous les étudierons avec les maladies des mâchoires (v. page 223).

Adénites. — Toutes les infections à point de départ dentaire ou buccal peuvent retentir sur les ganglions voisins. L'adénite siège pour les deux mâchoires sur les ganglions sous-maxillaires, parotidiens et mastoïdiens, qui communiquent avec les précédents, et reçoivent des lymphatiques de la mâchoire supérieure ; enfin, sur quelques ganglions sus-hyoïdiens siégeant entre l'os hyoïde et le menton et recevant des lymphatiques de la partie antérieure du maxillaire inférieur.

L'adénite sous-maxillaire, la plus fréquente, est parfois la cause d'accidents graves. A *l'état aigu* (adéno-phlegmon sous-angulo-maxillaire), elle envahit les ganglions, le tissu cellulaire, et provoque un gonflement parfois très considérable. Elle n'est pas rare comme complication des accidents de la dent de sagesse ou de l'arthrite alvéolo-dentaire des dents inférieures (v. chapitre suivant). Parfois, l'adénite, sans être chronique, revêt des allures *lentes et torpides*, il persiste pendant des semaines un gonflement dur, qui finit par suppurer, et guérit alors assez rapidement. Le *traitement*, après l'extraction, sera l'incision, l'évacuation du pus, et le lavage réitéré à l'eau oxygénée, de la véritable poche qui s'est formée.

D'autres fois elle est *nettement chronique*, et de préférence chez les prédisposés, débiles, scrofuleux, parfois tuberculeux avérés. Chez les syphilitiques, une infection d'origine dentaire peut sans doute créer un terrain favorable aux adénites spécifiques ; le fait est évident chez les bacillaires confirmés.

Mais on s'est demandé avec juste raison, si, en l'absence d'autres lésions tuberculeuses, la présence d'une adénite bacillaire, sous-maxillaire, ne pourrait pas reconnaître pour cause la pénétration par la voie radiculo-dentaire du bacille de Koch. Ici encore, la première indication sera d'enlever la ou les dents coupables ; après quoi l'affection relèvera surtout, à moins de suppuration, d'un traitement général.

Kystes radiculaires. — La *pathogénie* de ces kystes a donné lieu à de nombreuses études et à plusieurs théories. Ils peuvent se rencontrer sur toutes les dents et siègent à l'extrémité des racines, où ils s'insèrent autour de l'apex. Ce sont de petites poches à paroi cellulo-fibreuse, souvent assez épaisse, tapissée d'un épithélium. Leur contenu, séreux, peu abondant, devient souvent purulent par suite d'une infection secondaire.

On admet généralement la théorie pathogénique de Malassez qui leur donne pour origine les masses épithéliales para-dentaires (débris du cordon épithélial de l'organe de l'émail), persistant une fois la formation des dents achevée.

Sous l'influence d'une irritation quelconque, d'une action microbienne particulière d'après Cruet, ces débris se mettent à proliférer, les cellules centrales se liquéfient et donnent naissance au contenu séreux, tandis que les cellules périphériques se disposent en forme de paroi. Cruet admet que *la paroi* est constituée d'un tissu conjonctif néo-formé (comme celle des abcès), et que *le contenu* provient des masses épithéliales para-dentaires de Malassez.

Redier distingue 4 types : 1° *le granulome simple*, tissu de granulation qui coiffe l'extrémité de la racine ; 2° *le granulome avec bourgeonnement épithélial*, semblable au précédent, mais traversé de bandes épithéliales anastomosées entre elles ; 3° *le granulome abcédé* avec paroi simple, ou contenant des bourgeons épithéliaux ; 4° *le granulome kystique* avec paroi épithéliale, au lieu de simples travées. Dans ce dernier type, il y a formation d'un véritable kyste, qui, s'il échappe aux multiples causes d'infection, peut continuer à s'accroître et devenir grand kyste. Cet auteur admet que l'épithélium provient, comme l'a établi Malassez, des débris épithéliaux para-dentaires ; mais, alors que « Malassez considère les petits kystes comme formés primitivement aux dépens des débris épithéliaux, à la suite d'une irritation de voisinage, Redier les regarde comme des formations accidentelles effectuées au sein d'une néoplasie inflammatoire par bourgeonnement des débris épithéliaux ».

Les kystes siègent le plus souvent autour de l'extrémité de la racine, c'est-à-dire dans la région de l'apex, ou peuvent y être reliés par un pédicule. L'irritation spéciale nécessaire à la formation du kyste, chemine donc par le canal dentaire (carie pénétrante, arthrite chronique du sommet), et c'est la seule forme acceptée par Cruet. On admet généralement cependant, que certains kystes résultent d'une infection par la voie gingivale. De toutes manières, les premiers sont pratiquement les seuls intéressants pour le médecin militaire, car on les trouve à chaque instant à l'extrémité des racines extraites.

Le début de la formation d'un kyste est difficile à saisir, l'évolution en est fort longue, généralement indolore, et ne donnant qu'une sensation de tension lorsque la poche est remplie de liquide, en l'absence de poussées inflammatoires ; au cours de celles-ci au contraire, on constate des signes d'arthrite, qui d'ailleurs coexiste bien souvent avec le kyste. Si ce dernier s'enflamme et vient à suppurer, il peut en résulter une fistule, de l'ostéite et de la nécrose alvéolaire partielle, identiquement comme pour les abcès du sommet.

Généralement petites, comme on le constate sur les racines extraites, ces tumeurs peuvent atteindre aussi des dimensions appréciables ; à mesure qu'elles s'étendent, leurs parois repoussent les parties voisines, et l'on peut constater dans le vestibule une saillie arrondie, lisse, qui soulève et amincit la paroi osseuse, et donne parfois avec une sensation, en même temps tendue et fluctuante, celle de crépitation parcheminée, ou de coquille d'œuf écrasé (Cruet).

Par l'ouverture des canaux, on voit parfois suinter un liquide séreux, séro-purulent, qui, lorsque le kyste est volumineux et tendu, sort par petites saccades isochrones aux battements artériels. Ce suintement décourage souvent tous les essais de traitement par la voie radiculaire. Son existence, que l'on pourra chercher en débouchant les canaux, la tuméfaction vestibulaire, l'allure lente, l'absence de signes aigus, les caractères particuliers de la fluctuation permettent un diagnostic facile des *gros kystes* ; alors qu'il est cliniquement presque impossible de diagnostiquer les *petits* et de les départir d'avec l'arthrite alvéolo-dentaire chronique.

Traitement. — Il existe de nombreux traitements qui tous ont leurs défenseurs. Pour les *petits kystes*, adhérents à l'extrémité des racines, et qui viennent avec elle à l'extraction, cette opération est un sûr mode de traitement ; mais elle ne suffit pas pour les *gros kystes* ; et de plus, la conservation de la dent peut être nécessaire.

L'ouverture simple de la cavité, suivie de drainage, par l'alvéole ou la racine ; l'instillation de liquides modificateurs (teinture d'iode, chlorure de zinc) ; le tamponnement après large ouverture, sont autant de traitements qui peuvent réussir mais ne sont pas certains. L'indication générale est, par un procédé quelconque, de détruire toute la paroi kystique, sans en laisser aucune partie, ce qui expose à la récidive.

Pour les *petits kystes* le procédé de *trépanation*

alvéolaire avec résection de l'extrémité apicale (v. page 128) suffira généralement. Il faudra s'appliquer à détruire toute la paroi kystique avec la fraise, et compléter l'opération par un curettage de la cavité. Le drainage étant assuré, on fera pendant quelques jours des lavages à l'eau oxygénée, on pansera la racine, et le malade devra au moment des repas placer un bouchon d'ouate dans la plaie. Ce procédé peut être employé pour les *gros kystes*, mais il est difficile de détruire à coup sûr toute la paroi ; aussi le curettage consécutif devra-t-il être des plus minutieux.

L'*ouverture large* avec résection d'une partie de la paroi, et raclage suivi d'un attouchement copieux au chlorure de zinc, ou de cautérisation ignée de la cavité, est préférable dans ce dernier cas ; la racine sera extraite, ou si elle doit être conservée, le sommet en sera réséqué.

Il est bon de supprimer les bords de la brèche osseuse alvéolaire sur une assez grande étendue, et de les adoucir. pour permettre à la gencive de venir combler la cavité sans rencontrer un angle tranchant, ce qui retarderait la cicatrisation (Sébileau). Après l'opération, et pendant les premiers jours, il importe de prescrire des lavages antiseptiques (eau oxygénée) très fréquents de la cavité ; certains auteurs conseillent, dans leur intervalle, de tamponner à la gaze iodoformée ou salolée ; cette pratique n'est pas indispensable, mais il importe que la cavité soit masquée au moment des repas par un tampon d'ouate.

Lorsqu'on conserve la dent, la perméabilité du canal devra être assurée et maintenue les premiers jours, pour faciliter le drainage. Un pansement antiseptique placé dans la racine, sera renouvelé chaque jour, et un lavage sera poussé de la plaie opératoire, ressortant par la racine, puis de la racine par la plaie opératoire.

Après six ou huit jours, la racine peut être soigneusement préparée, et obturée à la gutta. A mesure que la cicatrisation fait des progrès, on espace les lavages. La guérison complète est obtenue après trois à six semaines, ne laissant subsister qu'une dépression de la gencive, plus ou moins profonde, suivant l'étendue de la brèche osseuse qui a été pratiquée.

Rodier conseille *l'énucléation* de ces kystes. Son procédé consiste à inciser la gencive en potence, en écarter les lambeaux; puis au moyen d'un instrument mousse ou même d'une boulette de coton roulée autour d'un excavateur ou de précelles, il énuclée petit à petit la tumeur, en rompant les adhérences et en prenant bien soin de ne pas ouvrir la poche ; ce qui, dit-il, se produit presque toujours au niveau du rebord alvéolaire. Mais à ce moment, l'énucléation est presque terminée ; et alors seulement on extrait les racines.

On termine par le savonnage de la plaie avec un tampon de coton, l'irrigation à l'eau bouillie et un badigeonnage à la teinture d'iode. Les jours suivants, le malade pratique lui-même plusieurs savonnages avec un tampon monté sur une allumette. La guérison se ferait beaucoup plus vite qu'avec les autres procédés.

Empyèmes du sinus maxillaire. — On sait que cette affection est souvent d'origine dentaire, grâce au voisinage immédiat de l'antre et des racines supérieures. Celles-ci peuvent normalement, non seulement être très rapprochées du plancher osseux du sinus, mais même le traverser, et, soulevant la muqueuse, faire saillie dans la cavité sinusienne. Les dents qui ont avec le sinus les connexions les plus intimes sont d'abord les premières molaires, puis les prémolaires, les deuxièmes molaires, les dents de sagesse, enfin les canines et les incisives.

Mahu distingue le *pyosinus* (empyème) et la *pyosinusite* (sinusite chronique). Dans le *premier cas*, la cavité sinusale ne fait que collecter un pus provenant d'autres points (d'une dent dans l'espèce), et sous lequel la muqueuse reste intacte. Dans le *second*, le pus est sécrété par la muqueuse antrale infectée. Le pyosinus peut d'ailleurs se transformer en pyosinusite, la muqueuse, quoique très résistante, finissant par être infectée au contact prolongé du pus étranger. Pour ce qui a trait à l'origine dentaire, cet auteur conclut, d'après ses recherches, que le pyosinus en provient fréquemment, alors que le fait est rare pour la pyosinusite. Cette classification n'est pas universellement acceptée, elle est en tous cas commode au point de vue clinique.

L'empyème d'origine dentaire est toujours une complication de la carie pénétrante infectée, et peut se former de trois manières (Cruet) : 1° à la suite de *périostite aiguë*, un abcès se collecte à l'extrémité d'une racine et s'ouvre dans le sinus ; 2° à la suite de *périostite chronique*, une fistule radiculo-sinusienne s'établit et par son canal le pus s'accumule dans le sinus ; 3° un kyste radiculaire suppure et s'ouvre dans le sinus.

On conçoit également qu'un corps étranger refoulé dans le sinus par la voie alvéolaire puisse infecter ce dernier et provoquer de la *sinusite ;* aussi devra-t-on être très prudent, dans les extractions de racines de molaires ou prémolaires supérieures cariées ou brisées très haut, afin d'éviter de les repousser vers l'antre.

Il faut enfin mentionner la possibilité pour un abcès, et surtout pour les kystes, de soulever la muqueuse de l'antre, et, loin de se rompre de bonne heure, de se développer en la refoulant devant elle, jusqu'à remplir tout ou partie de la cavité, qui se trouve alors contenir une collection liquide, purulente ou kystique, *sans rapports avec la muqueuse*.

Les signes de cette affection sont trop connus pour qu'il y ait lieu d'y insister ici. Le principal est l'écoulement intermittent de pus par la narine du côté atteint, surtout quand le malade incline la tête en avant ou se mouche ; la *cacosmie subjective* est également de règle (perception par le malade de l'odeur fétide du pus). Lorsqu'il existe de ce côté, surtout si c'est une première molaire, une dent, molaire ou prémolaire, atteinte de carie pénétrante infectée, on a de grandes chances d'avoir trouvé la cause de l'empyème.

Il va sans dire que ces signes n'existent pas dans le cas d'une poche soulevant la muqueuse sinusale sans communication avec elle, et qu'on ne trouve alors que les symptômes qui peuvent être communs aux deux cas (douleurs, dilatation des parois de l'antre, etc.)

Traitement. — Un premier temps, et le plus important, sera l'extraction de la dent coupable, dont aucun débris radiculaire ne devra être oublié ; puis, par l'alvéole, on ouvrira le sinus en agrandissant ce trajet alvéolaire aussi largement qu'on le voudra avec la gouge et le maillet, ou simplement de grosses fraises montées sur le tour. La suite du traitement variera alors suivant la nature de l'affection.

S'agit-il d'un *pyosinus*, on le traitera ainsi (Cruet) : « Ni drain ni canule, lavages simples à l'eau bouillie, quelquefois avec solution antiseptique, graduellement espacés pendant un mois ; ne cesser que lorsque la suppuration a disparu en totalité, depuis au moins une huitaine de jours. La guérison est probablement obtenue. Elle est assurée, lorsqu'au bout d'un mois passé sans intervention, une réouverture du sinus[1] et un dernier lavage dénotent l'absence de récidive. »

A-t-on, au contraire, à faire à une *pyo-sinusite?* le traitement précédent peut ne pas suffire, et il faudra curetter le sinus et détruire à la surface de la muqueuse toutes les fongosités existantes. Il se produit ordinairement une hémorrhagie abondante ; aussi, après un grand lavage antiseptique (eau oxygénée), faut-il bourrer la cavité de gaze iodoformée ou stérilisée. Ce tamponnement, enlevé avec précaution le lendemain, ne sera renouvelé que s'il y a tendance à saigner. On instituera alors des lavages fréquents que le malade pourra faire lui-même avec une seringue, et des bains de bouche constants, du moins les premiers jours, en recommandant au moment des repas de boucher l'orifice avec un tampon de coton ; on en revient en somme au traitement précédent, complété par un curettage.

Si l'on doit traiter un *abcès ou un kyste développé dans le sinus sans ouverture de la muqueuse*, il faudra agrandir le trajet alvéolaire, curetter la poche en évitant de léser la muqueuse sus-jacente, cautériser au chlorure de zinc et instituer des lavages. En cas de kyste, il vaudra mieux, si possible, faire l'énucléation ou la désinfection de la poche.

[1] Il ne s'agit que de retrouver l'ouverture primitive, ce qui est toujours facile.

CHAPITRE XIV

Affections inflammatoires d'origine dentaire (*fin*). — Accidents de la dent de sagesse. — Phlegmons du plancher de la bouche. — Angine de Ludwig. — Trismus.

Accidents de la dent de sagesse. — Ceci mérite d'attirer l'attention, car ces accidents s'observent trop souvent chez le soldat, qui est à l'âge de la dent de sagesse. Ils reconnaissent divers ordres de causes.

1° Au moment de son éruption, la dent de sagesse inférieure (la seule qui nous intéresse[1]) ne trouve bien souvent entre la 2e molaire et le bord antérieur de la branche montante, qu'un espace absolument insuffisant; aussi arrive-t-il qu'elle s'atrophie et n'apparaisse jamais. Cela a été attribué soit à une tendance de maxillaire inférieur à diminuer de volume chez les races civilisées, où la préparation culinaire des aliments permet un travail masticatoire moins intensif; soit à l'absence ou à l'insuffisance d'un travail graduel de résorption du bord antérieur de l'apophyse coronoïde, qui devrait se faire entre l'éruption de la 2e molaire et

[1] Car les accidents de la 3e molaire supérieure sont beaucoup plus rares et moins sérieux.

celle de la dent de sagesse. Ou bien encore, la cause pourrait être cherchée dans un volume exagéré de la dent qui doit sortir, ou dans une anomalie de forme de l'apophyse coronoïde.

Qu'il résulte de l'une ou de l'autre cause, *ce défaut de place* est un facteur très important dans l'étiologie de ces accidents, qu'il ne suffit pourtant pas à expliquer, car outre qu'il est parfois plus apparent que réel on observe des cas où il ne peut être invoqué.

2° La gencive est souvent très épaisse et résistante à la résorption, tendance qui n'est pas contrariée par la lenteur habituelle de l'éruption de la dent ; il y a là encore une cause prédisposante.

Ces causes ont été longtemps acceptées comme suffisantes (Heydenreich). Mais il est universellement admis maintenant qu'il faut qu'il y ait en outre, une infection putride locale, d'origine buccale (Redier). Cette infection ne peut avoir lieu sans une effraction, si petite soit elle, de la muqueuse, et tant que ce pertuis n'existe pas, la dent ne détermine aucun accident. La voie étant ainsi ouverte, les micro-organismes, les liquides, les débris de toute sorte que contient la bouche pénètrent et stagnent dans le cul-de-sac qui existe entre la gencive et la dent, ils y fermentent et produisent les accidents qui vont être décrits.

Il va sans dire que l'absence de soins de bouche d'une part, le mauvais état général (maladies infectieuses, intoxications, syphilis, etc.) d'autre part, favorisent beaucoup l'apparition de ces accidents[1].

[1] Se basant sur ce que parfois les accidents semblent ne débuter qu'après l'éruption complète de la dents. Moty admet comme cause la prolifération de débris épithéliaux inclus au moment de la formation du follicule dentaire.

Accidents muqueux. — Ce sont les premiers en date; la muqueuse est enflammée, douloureuse, tuméfiée, entre elle et la dent on voit sourdre du pus, l'adénite sous-maxillaire est fréquente. L'inflammation gagnant le pilier antérieur et l'amygdale, peut provoquer une angine parfois très intense, pouvant aller jusqu'au phlegmon amygdalien (la proportion, chez le soldat, des angines qui reconnaissent cette cause, est très élevée), ou bien elle se propage au plancher buccal et y produit un phlegmon qui peut avoir les conséquences les plus redoutables.

D'autres fois les accidents muqueux sont le point de départ d'une gingivo-stomatite qui, des dents voisines, s'étend à la moitié correspondante du maxillaire, et même à celle du maxillaire supérieur, ou à la totalité des deux mâchoires.

L'adénite s'accompagne souvent de gonflement avec fluxion, et peut aboutir à l'adéno-phlegmon sous-angulo-maxillaire.

Si la dent de sagesse pousse en position vicieuse, elle peut ulcérer la *langue* ou la *joue;* ces ulcérations s'infectent facilement et peuvent également servir de point de départ à la stomatite.

La gencive étant douloureuse, le malade évite de manger de ce côté. Souvent elle présente des bourrelets qui sont continuellement traumatisés et irrités par la mastication. Le *trismus* apparait souvent dès le début des accidents, et ces diverses causes d'irritation, de stagnation des germes ou des débris, favorisent encore le développement de l'affection.

Accidents osseux. — Si l'inflammation précédente n'est rapidement enrayée, elle peut se propager au tissu osseux, il peut y avoir périostite du maxillaire, ostéite hypertrophiante, ou ostéite avec formation de pus, pouvant entraîner tout le cortège habituel : fluxion phlegmons, fistules. Enfin, lorsque la suppuration se propage, le malade élimine souvent des séquestres alvéolaires ; mais la nécrose est parfois grave et très étendue. La suppuration peut même gagner l'articulation de la mâchoire, ou la gaine du sterno-mastoïdien. Des complications générales des plus graves peuvent encore se produire. Moty fait ressortir avec juste raison le rôle important que peut jouer le canal dentaire dans la propagation de l'inflammation à l'os d'abord, puis aux parties latérales profondes du cou, par l'orifice supérieur.

Accidents du côté de la dent. — Cette dent, non encore complètement sortie, qui baigne dans le pus et les débris putrides, est très souvent la proie d'une carie rapidement pénétrante et infectée, voie fréquemment suivie par l'infection pour produire les accidents osseux.

Il n'est pas rare non plus, que, *soit par la racine*, *soit par le collet*, l'articulation alvéolo-dentaire ne soit, elle aussi, envahie, et que le ligament ne vienne à être complètement détruit, les racines à se dénuder, et la pulpe à être mortifiée, l'infection ayant dans le second cas gagné l'apex sans que la dent soit cariée.

Aspect clinique. — Ces accidents peuvent revêtir tous les aspects, depuis la petite suppuration qui se produit de temps en temps sous le capuchon muqueux d'une dent de sagesse mal dégagée, et cède rapidement à un traitement approprié, jusqu'aux symptômes terribles de l'angine de Ludwig ou des autres complications graves. Ils peuvent être alarmants d'emblée, au lieu de devenir de plus en plus sérieux à chacune des petites poussées que nous venons de signaler.

Habituellement, lorsqu'un malade, un soldat surtout, vient se présenter au médecin, les signes sont déjà assez accusés et le début remonte à quelques jours sans qu'il y ait dès l'abord prêté une grande attention.

Du plus loin qu'on aperçoit le patient, on remarque ordinairement du gonflement de la joue, de la région sous-maxillaire, et de tous les tissus qui environnent l'angle de la mâchoire. Voulant alors faire ouvrir la bouche, on constate un trismus souvent très marqué et permettant à peine de desserrer les dents. Avec beaucoup de difficulté parfois, on aperçoit la dent de sagesse ou seulement l'un ou l'autre de ses cuspides; elle est engagée sous un capuchon muqueux, rouge, tuméfié, duquel on voit sourdre du pus, comme des culs-de-sac gingivaux, tout autour de la dent. Cet examen est parfois impossible, tout au plus peut-on se rendre compte de l'affection, et de la situation de la dent, par le sillon vestibulaire, en écartant la joue et en glissant un regard, un doigt, une sonde qui par le palper cherchent à vérifier l'état et la position de la dent.

Souvent il y a des phénomènes généraux, langue saburrale, état fébrile, adynamie plus ou moins marquée. Les suites pouvant être fort sérieuses, il importe d'intervenir au plus vite.

Traitement. — Une bonne hygiène de la bouche est la meilleure des prophylaxies, qui sera utilement secondée par l'excision ou le débridement au thermocautère du capuchon muqueux, quand une dent ainsi en partie masquée n'a aucune tendance à se dégager spontanément.

Lorsque les *accidents sont légers* ils se bornent à un peu de suppuration, légèrement douloureuse, sous le capuchon et autour de la dent ; si celle-ci est saine et peut se développer normalement, la conservation est de règle ; mais il faut la dégager complètement, de telle sorte qu'il n'existe plus aucun cul-de-sac capable d'emmagasiner l'infection et d'entretenir la suppuration. La meilleure méthode est d'exciser la muqueuse avec des ciseaux fins, après l'avoir saisie dans une pince, en dégageant la dent le plus possible, et de compléter ce dégagement avec une pointe de thermo-cautère promenée dans les culs-de-sac latéraux et postérieur. On prescrit ensuite des gargarismes antiseptiques fréquents. Les incisions timides, les quelques pointes de feu, et les autres moyens parfois employés, sont notoirement insuffisants.

Lorsqu'au contraire l'affection revêt des *allures sérieuses*, l'extraction immédiate doit être une règle inflexible, malgré les difficultés qu'elle peut présenter (v. page 174). Elle sera suivie de lavages fréquents de l'alvéole et des culs-de-sac gingivaux à l'eau oxygénée, de grandes irrigations et de bains de bouche fréquents. Cette intervention n'est pas toujours suffisante ; souvent les accidents osseux nécessitent un curettage alvéolaire ; ou bien dans les cas de phlegmon du plancher, ou d'adéno-phlegmon sous-angulo-maxillaire, il faut la compléter par l'ouverture du foyer par la voie cutanée.

Phlegmons du plancher de la bouche. — Angine de Ludwig. — Cette région anatomique, riche en tissu cellulaire, souple et mobile, présente avec ses divers plans aponévrotiques et musculaires, une disposition des plus favorable au développement des phlegmons. La carie pénétrante infectée des dents inférieures, particulièrement des molaires, les accidents de la dent de sagesse, les complications telles qu'arthrite alvéolo-dentaire suppurée, périostite de la face interne de la mâchoire, adéno-phlegmon sous-angulo-maxillaire, permettent à l'inflammation de gagner par voisinage les tissus du plancher.

Le *phlegmon circonscrit* peut occasionner un gonflement œdémateux du plancher, gonflement qui soulève la langue et s'étend même à elle; le traitement en sera dans l'incision, par la bouche si l'abcès est situé superficiellement sous la muqueuse, cutanée dans le cas contraire.

Le *phlegmon diffus* qui peut être consécutif au précédent, ou s'installer d'emblée par propagation à la région sus-hyoïdienne, de l'inflammation provoquée par toutes les complications septiques de la carie pénétrante infectée, ou de l'évolution vicieuse de la dent de sagesse; ou par une angine, ou une plaie quelconque dans une bouche très infectée, prend parfois des allures dramatiques et graves; l'âge du soldat est son âge de prédilection.

Il consiste, au point de vue anatomique, dans « l'inflammation gangréneuse du tissu cellulaire profond, de la région sus-hyoïdienne et du plancher buccal, en particulier du tissu sous-jacent à la sangle du mylo-hyoïdien » (Hartmann). On l'a décrit sous le nom d'*angine de Ludwig*, dont on faisait une maladie infectieuse spéciale, alors qu'en réalité ce peut être l'aboutissant commun d'affections très différentes.

Symptômes. — A la suite de l'une des causes que nous avons mentionnées, ou simplement grâce à une carie pénétrante ou à une dent de sagesse qui évolue, sur lesquelles d'ailleurs l'attention du malade n'avait jamais été attirée, on voit apparaître un gonflement sous-maxillaire qui, très rapidement, en moins de deux ou trois jours, devient considérable, parfois énorme, s'étendant plus ou moins bas vers le cartilage thyroïde. La peau est rouge, tendue, la tuméfaction est dure, ligneuse, non fluctuante. Le trismus est très marqué. Le plancher est soulevé, œdémateux, et forme un bourrelet saillant, rouge lie de vin (plus marqué du côté où siège la dent point de départ du mal), entre la face interne du maxillaire et la langue qui gonflée elle-même, comme empâtée, est repoussée vers le palais ; en arrière, l'œdème s'étend à l'isthme du gosier, aux piliers et aux amygdales. La tête, raidie, s'incline vers le côté malade, la parole est difficile, pâteuse ; la dysphagie et la dyspnée sont intenses.

Dès le début, la fièvre est apparue pour devenir rapidement violente. Le malade est prostré, et l'état général profondément altéré.

Traitement. — Il doit être rapide, car il y va de la vie du malade. Il consiste dans l'incision et l'extraction de la dent incriminée.

L'*incision* sera faite un peu au-dessous du menton, médiane, ou latérale à un travers de doigt du maxillaire, si l'affection est restée unilatérale. Une fois la peau incisée, à l'aide d'une sonde cannelée, on décollera les plans successifs pour aller très profondément à la recherche de l'abcès, jusqu'au-dessus de la sangle mylo-hyoïdienne. Avant même l'issue du pus, on sera averti de l'ouverture de l'abcès par l'odeur effroyablement fétide qu'il dégage (abcès développés aux environs du tube digestif) ; et l'on verra sortir un pus généralement foncé, mal lié, d'une consistance variable. Parfois il n'y a pas de pus nettement collecté.

Après l'incision, on pratique *l'extraction* de la dent malade, souvent difficile à reconnaître, à cause du trismus ; extraction qui souvent donne également issue à du pus.

Les suites du traitement consisteront en grands lavages à l'eau oxygénée ou bouillie, tant par un drain laissé dans la plaie que par l'alvéole ; il n'est pas rare de voir le liquide, pénétrant par l'une des ouvertures, ressortir par l'autre. Ces lavages, très fréquents les premiers jours, seront espacés à mesure que la suppuration se tarira et que l'état général s'améliorera ; dans les intervalles le malade devra user continuellement d'un gargarisme antiseptique.

Trismus. — Ce n'est pas là une maladie spéciale, mais seulement un symptôme qui se retrouve d'une façon presque constante dans les deux dernières affections que nous venons de décrire. Il peut aussi résulter d'autres causes, l'arthrite alvéolo-dentaire des molaires par exemple. C'est une constriction de la mâchoire, par contracture de ses muscles élévateurs et spécialement des masséters. Cette contracture peut être de nature réflexe, mais le plus souvent elle est de nature inflammatoire ; il s'agit alors de myosite d'abord interstitielle, puis parenchymateuse. Cette dernière, si elle se prolonge, peut aboutir à la transformation fibreuse du muscle et à la constriction permanente plus ou moins complète.

CHAPITRE XV

Accidents oculaires et auriculaires. — Accidents nerveux d'origine bucco-dentaire. — Névralgie faciale. — Paralysie faciale. — Réactions organiques d'origine gingivo-dentaire. — Pelade.

Accidents oculaires. — Les affections des dents, par suite des rapports de voisinage et des relations vasculaires et nerveuses, sont capables d'amener des complications oculaires très diverses dont la description n'a pas sa place ici. Elles peuvent être d'ordre infectieux ou nerveux; encore est-il souvent difficile de faire le départ entre les accidents nerveux d'ordre réflexe et ceux où l'inflammation a gagné les nerfs eux-mêmes.

Du côté de l'oreille on peut observer des accidents analogues, quoiqu'ils soient moins fréquents. La névralgie siégeant dans l'oreille est cependant banale au cours des crises de pulpite ou d'arthrite aiguë. On trouvera parfois là des indications précises; et souvent l'extraction ou le traitement d'une dent ou d'une racine atteintes de pulpite, d'arthrite alvéolo-dentaire, de kyste, ou de toute autre complication, d'une dent de sagesse en cours d'évolution, d'un empyème du sinus maxillaire, amèneront la guérison.

Accidents nerveux de la face et de la tête. — *La névralgie faciale* (nerf trijumeau) est très fréquemment d'origine dentaire; elle siège dans le territoire des nerfs maxillaires supérieur et inférieur, de la branche ophtalmique, avec irradiations possibles dans les régions voisines, et jusque vers le cou, l'épaule et le bras.

La pulpite, l'arthrite alvéolo-dentaire, l'évolution de la dent de sagesse, l'alvéolite infectieuse qui suit certaines extractions, la carie même du 2e degré (il s'agit dans ce cas d'une irritation de la pulpe par l'intermédiaire des canaux dentinaires), sont autant de causes de névrite par infection.

On observe même des *névralgies qui ont pour point de départ des dents bien soignées et obturées,* à la suite d'une carie pénétrante. Leur pathogénie est obscure. Y-a-t-il là d'anciennes lésions de l'articulation, actuellement cicatrisées, et comprimant de petits filets nerveux? ou bien de petits névromes se sont-ils formés? ou encore, est-ce dû à un point de névrite chronique?

Ou bien, est-ce que l'articulation, ayant été anciennement atteinte, a gardé, même après guérison, une irritabilité spéciale et une prédisposition à la congestion de son ligament, qui comprime alors les filaments nerveux? Toujours est-il que ces douleurs, ordinairement frustes et peu intenses, lorsqu'elles se réveillent au niveau d'une dent, s'étendent généralement aux autres dents (à caries pénétrantes soignées) du même côté, d'abord dans le même maxillaire, puis dans l'autre, pour gagner parfois aussi celles de l'autre côté.

Sous l'influence de certaines irritations à retentissement articulaire (grippe, rhumatisme), on peut voir se réveiller des crises violentes de névralgies toujours dans les mêmes dents ; et ceci est bien en faveur d'un point de départ articulaire.

D'autre part, la compression des filets nerveux pulpaires, par formation de dentine secondaire dans le 2e degré, ou sous une obturation, ou pour toute autre cause, vient parfois s'associer à la névrite pour produire les phénomènes névralgiques.

On sait que dans la névralgie faciale, certains points : sus-orbitaire, sous-orbitaire, malaire, palatin, temporal, mentonnier, sous-maxillaire, sont particulièrement douloureux.

Le diagnostic de l'origine dentaire est parfois assez délicat ; car si le siège de la névralgie est une indication pour rechercher la dent malade ; il ne faut pas oublier que par action réflexe il arrive très bien qu'une dent supérieure provoque une névralgie du maxillaire inférieur, et réciproquement ; et que d'autre part certaines caries postérieures et de la région du collet des molaires sont fort difficiles à déceler (v. note p. 63).

Traitement. — Si l'on a bien posé le diagnostic de la cause (pulpite, arthrite, etc.), le traitement, ou suivant les cas l'extraction de la dent ou de la racine amèneront rapidement la disparition des névralgies. Mais il faut se garder, en l'absence d'une cause dentaire évidente, et cédant aux suggestions du malade, de lui extraire l'une après l'autre et au hasard, des dents atteintes de carie peu profonde, qui lui feront ensuite défaut sans que l'affection ait été améliorée.

Paralysie faciale. — L'origine dentaire de certaines paralysies faciales a été nettement établie. Elles seraient de nature réflexe et dues à une lésion primitive du trijumeau dentaire, ou résulteraient d'une névrite par propagation du trijumeau au nerf facial. Cette étiologie possible impose en cas de paralysie faciale un examen très soigneux de la cavité buccale, car bien souvent le traitement ou l'extraction de la dent incriminée amèneront, comme par enchantement, la guérison.

Réactions organiques d'origine gingivo-dentaire. — Pelade. — Les brillants travaux de Jacquet sur l'influence pathogène de l'irritation gingivo-dentaire, et la non-contagiosité de la pelade, sont trop connus pour n'en pas dire quelques mots :

Cet auteur estime qu'il se produit là, par suite d'une excitation du trijumeau dentaire, des réactions organiques diverses, chaque tissu réagissant suivant sa fonction propre. C'est ainsi que, de l'excitation dentaire, pourront résulter des *névralgies réflexes,* du *zona,* des *névro-dermites,* de l'*eczéma,* des *angines* même et des *adénopathies cervicales* qui ne seraient primitivement que la répercussion d'une excitation partie d'un foyer dentaire, et s'infecteraient souvent, mais secondairement.

Cette élégante théorie paraît bien démontrée pour ce qui concerne la *pelade;* elle a cependant encore des détracteurs. L'affection serait donc un trouble trophique réflexe, résultant parfois d'une excitation du trijumeau, partie de la région gingivo-dentaire. Mais, et Jacquet y insiste bien, « l'excitation pelladogène peut avoir d'autres points de départ : le pharynx, l'oreille, l'estomac entre autres... Pratiquement, toutes les fois que dans un cas de pelade unilatérale on trouve de ce même côté une névralgie ou de l'hyperesthésie objective, en même temps qu'une ou plusieurs lésions gingivo-dentaires actives, *on peut faire le diagnostic de pelade d'origine dentaire,* et agir en conséquence ».

Il faudra donc soigner les dents malades, extraire les racines atteintes d'arthrites du sommet, traiter par l'extraction ou autrement les accidents d'évolution de la dent de sagesse (cause très fréquente de pelade), pour voir rétrocéder l'affection.

CHAPITRE XVI

Anomalies des dents.

Nous passerons rapidement en revue celles qui se rencontrent chez le soldat.

1. *Anomalies de forme.* — Elles peuvent porter sur la couronne, la racine ou la totalité de la dent. Les *anomalies coronaires* consistent dans l'augmentation (incisives centrales supérieures, canines, dent de sagesse inférieure), ou la diminution (incisives latérales supérieures conoïdes, dent de sagesse supérieure) de volume. Les *anomalies radiculaires* portent sur le gigantisme ou le nanisme des racines, leur augmentation ou leur diminution de nombre, leur fusion entre elles, leur divergence, leur convergence, leur courbure. Les *anomalies totales* consistent surtout en gigantisme et nanisme.

2. *Anomalies de nombre.* — Elles portent sur les dents constituées en séries les plus nombreuses, incisives et molaires le plus souvent. Il peut y avoir *diminution* : les incisives latérales supérieures, les dents de sagesse, les incisives médianes inférieures, les prémolaires inférieures manquent parfois; encore la dent absente est-elle souvent incluse. Lorsqu'il y a *augmentation* c'est presque toujours à la mâchoire supérieure, dans le voisinage des incisives et des molaires. La

forme est la même que celle des dents voisines, ou simplement conoïde.

3. *Anomalies de siège.* — La transposition est très rare. Mais on observe souvent des dents qui, n'ayant pu trouver leur place normale, sont apparues soit en dedans, soit plutôt en dehors de l'arcade (canines supérieures surtout).

4. *Anomalies de direction.* — Elles dépendent souvent d'un développement insuffisant des arcades. D'autres, et de très nombreuses influences mécaniques et pathologiques peuvent agir : l'insuffisance nasale, la rupture d'équilibre produite par l'extraction d'une dent, etc. Il peut y avoir : antéversion, rétroversion, inclinaison latérale, rotation sur l'axe. Les dents les plus souvent atteintes sont les antérieures (supérieures surtout), et les dents de sagesse.

5. *Anomalies d'éruption.* — Chez l'enfant, on observe la chute précoce des dents temporaires, et l'éruption précoce des définitives. Chez le soldat au contraire il n'est pas rare de trouver la chute tardive ou même la persistance d'une ou plusieurs dents temporaires. Ce phénomène est dû au placement anormal du germe de la dent définitive, qui, n'étant pas placé directement sous la temporaire, n'agit pas sur elle par pression centrifuge ; la résorption des racines ne se fait pas non plus et la dent de lait persiste, la définitive est souvent incluse dans le maxillaire.

6. Parmi les autres anomalies, toutes ne sont pas intéressantes pour le médecin militaire. Nous citerons encore *les anomalies de structure* [1], qui méritent qu'on y insiste.

[1] Nous laissons de côté les anomalies dites de nutrition et de

Anomalies de structure de l'émail. — Ce sont des taches jaunes ou blanchâtres, des dépressions (face jugale des molaires, face linguale des incisives et canines), des fissures (face triturante des molaires), qui sont autant de points favorables à l'envahissement de la carie.

Anomalies de structure de l'ivoire. — C'est une modification de ce tissu caractérisée par la présence de lacunes ou espaces interglobulaires, dues comme les précédentes à un trouble de développement.

Erosion. — Cette anomalie vaut une mention spéciale : les dents atteintes sont comme rongées ou érodées, soit par des sillons horizontaux parallèles, soit par des points comme piquetés, soit par une échancrure du bord libre (dent d'Hutchinson) ; ou bien encore (érosion en nappe), la face triturante des molaires prend l'aspect dit en « gâteau de miel » ; et le bord libre des incisives ou canines, comme un tronçon rabougri et irrégulier, émerge d'une couronne par ailleurs normale.

L'érosion atteint surtout les dents permanentes, et dans cet ordre de fréquence : première molaire, incisives, canines et prémolaires, les dents les plus frappées étant celles qui se développent à une époque plus rapprochée de la naissance ; les 2e et 3e molaires sont généralement épargnées. Elle est le stigmate indélébile de l'influence néfaste des maladies toxi-infectieuses sur l'organe de l'émail, à l'époque du développement de ce tissu. D'après une belle étude de Capdepont[1], il y a là,

structure compliquées : les *odontomes*, tumeurs dues à une hypergénèse des tissus dentaires, grâce à un trouble d'évolution du follicule ; ainsi que les *kystes dentigères* ou *folliculaires*. Les uns et les autres sont d'ailleurs fort rares.

[1] Etude critique sur l'érosion dentaire. *Revue de Stomatologie*, février-mars-avril 1906.

« en dehors d'un trouble de la sécrétion calcaire, une véritable altération cytologique de l'adamantoblaste ». Suivant le moment où cette influence aura agi, seules pourront être érodées les dents ayant déjà commencé à calcifier leur couronne, qui sera marquée d'autant plus loin du bord libre ou de la face triturante que cette calcification était alors plus avancée.

Il semble bien établi actuellement, que si la syphilis est une cause fréquente d'érosion, elle agit au même titre que d'autres influences, et qu'il n'y a pas d'érosion spéciale à la syphilis (dent d'Hutchinson).

7. Pour terminer cette rapide étude, il faut mentionner encore les anomalies possibles dans la forme des arcades, et qui sont souvent liées aux anomalies dentaires ; ce sont :

L'*asymétrie*, la *diastolie*, l'*atrésie*, le *prognatisme* ; tous termes qui se définissent suffisamment par eux-mêmes.

CHAPITRE XVII

Traitement de la carie, des affections des dents et de leurs complications par l'extraction. — Indications générales. — Emploi des daviers. — Emploi des élévateurs. — Clef de Garangeot. — Indications particulières à chaque groupe de dents. — Accidents et complications de l'extraction.

En thèse générale, il faut être aussi conservateur que possible et ne décider l'extraction que pour une dent qui ne peut être conservée et soignée. Mais il n'y a pas de critérium absolu, et telle dent que l'on enlèvera chez l'un, devra au contraire être conservée chez un autre. C'est ainsi, pour ne prendre que quelques exemples, que chez un individu aisé, pouvant se permettre une dépense de temps et d'argent considérable, une racine souvent très compromise, d'une solidité aléatoire, sera parfois, à force de soins et d'habiles artifices, conservée, consolidée et munie d'une couronne artificielle; alors que chez un homme très occupé, ou peu fortuné, l'extraction en devra être décidée si sa présence est une cause de gêne quelconque.

Ailleurs, s'il s'agit d'une dent atteinte d'arthrite alvéolaire, consécutive à une carie pénétrante, la conservation pourra être tentée, grâce à des interventions multiples et à des soins nombreux; mais ce traitement peut durer des mois, et dans bien des cas l'extraction sera préférable.

Ou bien encore, voici un malade qui a dans la bouche de nombreuses racines; on pourra soigner celles-ci à force de patience et de temps, les meuler à ras de la gencive, les munir de coiffes métalliques, et construire une prothèse par dessus le tout. Mais ce traitement sera excessivemeni long, et la présence des racines rendra la prothèse plus difficile. Chez nombre d'individus, par conséquent, l'extraction préalable de toutes les racines, s'imposera.

Dans le milieu militaire, il faut tenir compte de certaines conditions particulières, qui d'elles-mêmes font le départ entre les dents à soigner et à arracher. De ce que nous avons déjà dit sur les soins qu'il est opprtun d'y donner, découlent les principes suivants :

1° Toute dent ou racine non soignable par les procédés courants, et non indispensable à la mastication, devra être extraite aussitôt que sa présence occasionne de la douleur, produit des complications, ou constitue une gêne, ou une menace d'accidents sérieux.

2° Toute dent dont le traitement risquerait par sa durée[1] d'entraver l'instruction militaire de l'homme ou de le distraire du service pendant une trop longue période, ne devra être soignée que si l'absence du traitement et la perte de la dent entraînaient l'impossibilité de mâcher. Elle pourra être laissée en place, tant qu'elle

[1] Ce sont surtout des caries du 4e degré qu'il s'agit. Tous les 2e degré devront être soignés ainsi que les 3e, pour lesquels on usera du coiffage dans les dents multiradiculaires. Avec le trioxyméthylème, s'il entre dans la pratique courante, beaucoup de 4e degré pourront même être soignés, ce qui réduira beaucoup le nombre des extractions.

n'est cause d'aucun dommage. Elle devra être extraite aussitôt qu'elle sera une cause de souffrance, d'accidents ou de complications quelconques.

3° Dans le milieu militaire, la conservation des racines doit être l'exception, et l'extraction la règle, surtout dans les bouches mal soignées, à gencives enflammées.

4° Lorsqu'il s'agit de militaires professionnels il faut, sauf en ce qui concerne les racines, viser à la conservation si elle est possible, même sans être indispensable, fût-ce au prix d'une dépense appréciable de temps.

Indications générales. — I. L'action des instruments doit toujours porter sur les racines, jamais sur les couronnes des dents, et aussi profondément que possible au delà du collet.

II. Il ne faut jamais tenter une extraction sans s'être d'avance rendu compte de la forme de la dent, de la solidité de son implantation, des risques de fracture, de la solidité des dents voisines, et surtout du plus ou moins de fragilité des parois restantes, et de la profondeur de leur excavation; ni sans avoir *rationnellement* choisi l'instrument utile.

III. Il ne faut jamais opérer sans voir où l'instrument est appliqué, ou sans le savoir exactement par les renseignement fournis par l'examen; *rien ne doit être laissé au hasard.*

IV. On doit agir lentement, méthodiquement et sûrement, et ne pas oublier que : 1° L'extraction est de toutes les opérations dentaires à la fois la plus facile et la plus difficile; simple dans les cas normaux, elle devient extrêmement délicate avec certaines difficultés ou complications. 2° Le meilleur instrument est celui qui enlève la dent entière, avec le minimum de douleur et d'effraction des parties voisines. 3° Et surtout, « pour extraire *vite*, il faut agir lentement ». C'est-à-dire que l'extraction a d'autant plus de chances d'être rapide que l'opérateur agit *avec calme et méthode*, en *sachant toujours ce qu'il fait, et pourquoi il le fait*. C'est ainsi que certaines extractions de racines seront impossibles si l'on opère à tâtons, tandis qu'elles seront faciles lorsque, par un examen patient, on les aura exactement délimitées.

Préparatifs. — Le malade est assis dans le fauteuil, la tête bien appuyée. *Pour les dents inférieures* le fauteuil est baissé, dossier et têtière presque directs. L'opérateur se place à droite et en avant du patient, dont il immobilise la mâchoire avec la main gauche, qui, du pouce, maintient le davier en position ; lorsqu'il emploie les daviers à bec de faucon il se place en avant, à droite ou mieux à gauche pour les dents gauches ; et pour les droites, en arrière, regardant au-dessus de l'épaule droite du patient ; le bras gauche entoure la tête et la main va soutenir le maxillaire.

Pour les extractions supérieures, le siège est élevé, le dossier et la têtière inclinés en arrière de manière à renverser la tête ; placé en avant et à droite, l'opérateur entoure et maintient du bras gauche la tête de son patient.

A portée de la main, on dispose un gargarisme tiède, un miroir, une sonde et des précelles, du coton hydrophile et le ou les instruments choisis. Préparer toujours, pour le cas de besoin, ce qu'il faut pour continuer l'extraction en cas de fracture de la dent. Avant d'opérer, et pour éviter des inoculations septiques au niveau du collet, on grattera le tartre s'il y en a, et l'on nettoiera le collet avec un tampon chargé d'alcool. De même les instruments auront été bouillis ou flambés immédiatement avant l'extraction.

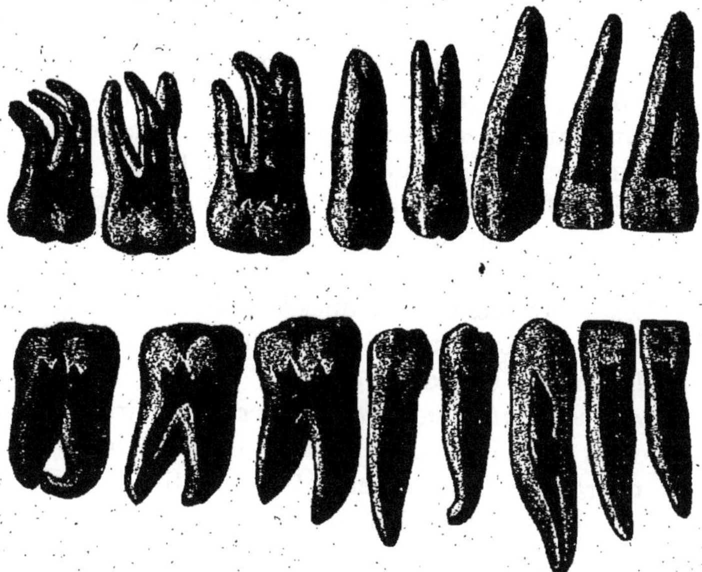

Fig. 25.
Forme des dents et de leurs racines. Les dents sont représentées comme si elles étaient transparentes, pour permettre de voir la place occupée par la pulpe (Preiswerk-Chompret).

Emploi des daviers. — Les daviers sont établis de telle sorte que l'ensemble de leurs deux mors épouse le mieux possible la forme du pourtour de la racine ; ils seront donc différents pour chaque dent. De même leur forme générale doit permettre de saisir la dent suivant son axe ; aussi la courbure, tant des mors que des branches, variera-t-elle d'abord pour le haut et le bas, puis suivant que l'instrument est destiné aux dents du fond et aux dents antérieures. Quelle que soit la dent :

1° Le davier tenu à pleine main sera enfoncé, surtout pour les racines, aussi profondément que possible, parallèlement à l'axe de la dent, et au ras du collet.

2° L'écart donné aux mors sera suffisant pour étreindre la racine ; une ouverture trop petite ferait buter un des mors, trop grande elle lèserait la gencive.

3° L'instrument sera serré juste assez pour tenir la dent sans l'écraser ; la pulpe du pouce ou l'index replié, introduit entre les branches, permettent de graduer l'effort et font un obstacle élastique à une pression exagérée.

4° Les mouvements imprimés à la dent, et la force employée, doivent être d'une amplitude très progressive. Le poignet seul doit agir.

Pour les dents multiradiculaires (molaires supérieures et inférieures, 1re prémolaire supérieure), le davier sera animé de mouvements alternatifs en dedans puis en dehors, et la dent devant être luxée dans ce dernier sens, à mesure qu'elle se mobilise et que les mouvements deviennent plus amples, il faut les exagérer en dehors.

Pour les dents monoradiculaires coniques (incisives supérieures, canines supérieures et inférieures), on les mobilise par un mouvement de torsion sur leur axe, alternativement à droite et à gauche et l'on tire la dent une fois mobile.

Pour les dents monoradiculaires plates (incisives et prémolaires inférieures, 2e prémolaire supérieure), on combine ces deux mouvements de torsion et de luxation, en leur donnant peu d'amplitude.

4° Il faut se garder de tirer la dent; bien au contraire, pour conserver une bonne prise il faut pendant toute l'opération pousser le davier vers elle ; on évitera ainsi, la dent cédant brusquement, d'aller frapper les dents opposées avec l'instrument. Ce n'est qu'une fois complètement mobilisée que l'on cueillera la dent par une très légère traction dans son axe si elle n'a qu'une racine ; un peu oblique en dehors par rapport à cet axe[1], si elle en a plusieurs.

Emploi des élévateurs. — *Pied-de-biche.* — Cet instrument est surtout employé pour les racines du bas

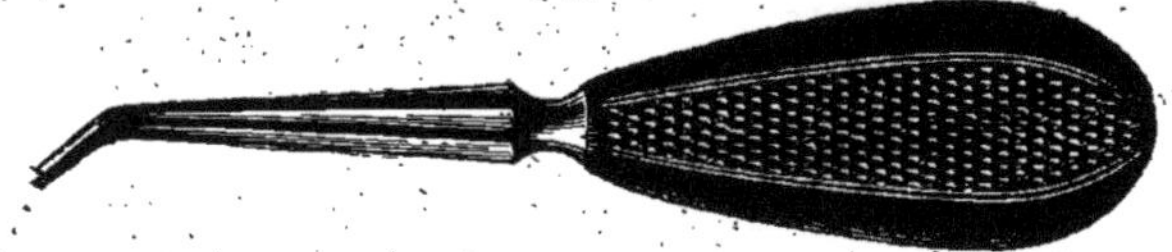

Fig. 26.
Pied-de-biche.

très découronnées ; il rend souvent des services pour les racines supérieures. On le tient de deux façons : soit dans le poing fermé sur le manche, le levier du côté du petit doigt, ce qui donne une très grande force ; soit le manche dans la paume, le levier tenu entre le médius replié, et le pouce et l'index allongés ; ce procédé donne moins de force, mais permet de la mieux graduer et de limiter plus facilement la course de l'instrument. Le bord tranchant est insinué aussi profondément que possible du côté vestibulaire, le long de la racine, que l'on chasse de son alvéole par une poussée oblique

[1] Surtout pour les dents inférieures.

dirigée à la fois vers l'intérieur de la bouche et vers l'orifice alvéolaire.

Elévateur droit. — Il doit être tenu comme le pied-de-biche (2e manière), et sert surtout pour les racines supérieures. On peut encore l'employer pour dégager le collet de part et d'autre d'une racine très profondément enfouie, et créer ainsi une voie aux mors du davier.

Employé seul, on l'insinue entre la racine et l'alvéole, sans brusquerie, en plusieurs points, jusqu'à ce que la

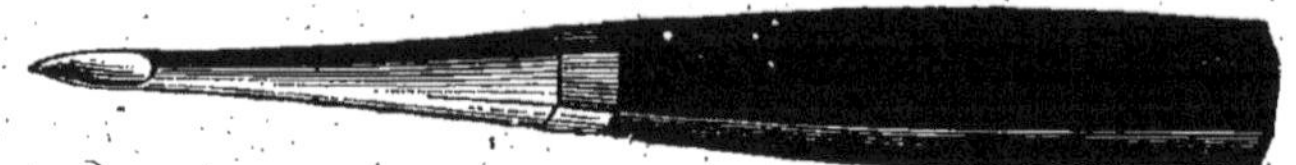

Fig. 27.
Élévateur droit.

racine soit mobilisée ; après quoi la pointe, prenant point d'appui sur la racine, l'attire en dehors par un léger mouvement de bascule.

On l'emploie encore pour séparer les racines des molaires supérieures avant de les prendre individuellement avec un davier ; il suffit pour les séparer facilement de le ficher entre les trois racines. On peut encore l'utiliser pour les molaires inférieures en faisant levier, après avoir insinué la lame dans l'angle formé par les deux racines.

Langue de carpe. — Tenue comme l'élévateur, la pulpe de l'index venant s'appuyer à l'intérieur de la courbure que décrit son extrémité ; elle sert pour les dents de sagesse et parfois pour les racines des molaires du bas. On l'insinue profondément entre les racines de la deuxième molaire et de la dent de sagesse, puis par des mouvements de levier de plus en plus amples on soulève la dent d'avant en arrière suivant le sens de courbure de ses racines, incurvées, à concavité dirigée vers la branche montante, et on l'extirpe de son alvéole ; il est parfois nécessaire de la saisir avec un davier, pour la sortir complètement.

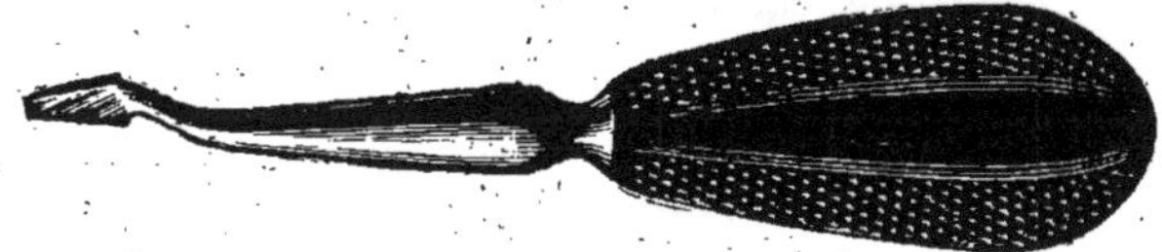

Fig. 28.
Langue de carpe.

La vis à racines sert pour les racines du haut, comme un tire-fond. Son emploi est très restreint.

Clef de Garengeot. — Le crochet sera choisi aussi ajusté que possible à la largeur de la dent, et le panneton matelassé d'une bandelette enroulée, pour éviter l'écrasement de la gencive, et pour aider l'instrument à entrer en place *en forçant* un peu. Le crochet enfoncé le plus possible, et maintenu avec les doigts de la main restée libre, la poignée est tournée d'un mouvement très lent et progressif. L'application se fait généralement le panneton en dehors de l'arcade, de manière à luxer de ce côté ; mais, notamment pour les dents découronnés très bas du côté lingual, on peut appliquer la clef en dedans. Il faut toujours agir avec douceur, par crainte d'une action brutale et d'une fracture possible. La force développée étant très grande, le maxillaire inférieur devra être maintenu, pour éviter les luxations.

Choix des instruments. — La dent offre-t-elle des bords assez solides et émergeant hors de la gencive ?

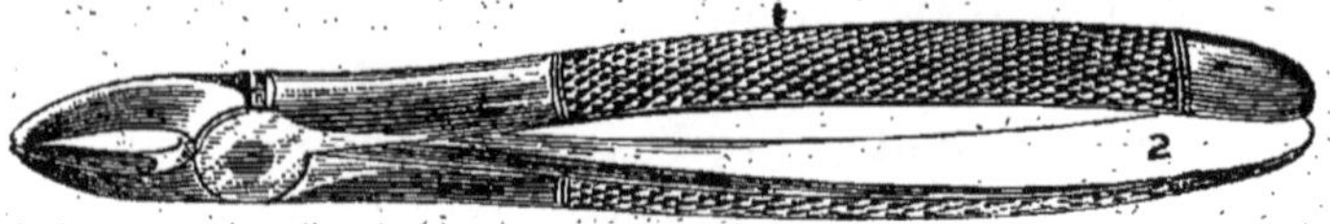

Fig. 29.
Incisives et canines supérieures.

C'est le davier qu'il faut prendre. Est-elle au contraire découronnée au ras du rebord gingival ? On se servira du davier à racines ou d'un élévateur ; celui-ci étant indiqué surtout pour les racines profondément situées ou dont un seul des bords émerge à la gencive. La clef trouve son emploi pour certaines dents ou racines découronnées très bas au-dessous du collet, d'un seul côté, le crochet étant appliqué sur le côté conservé.

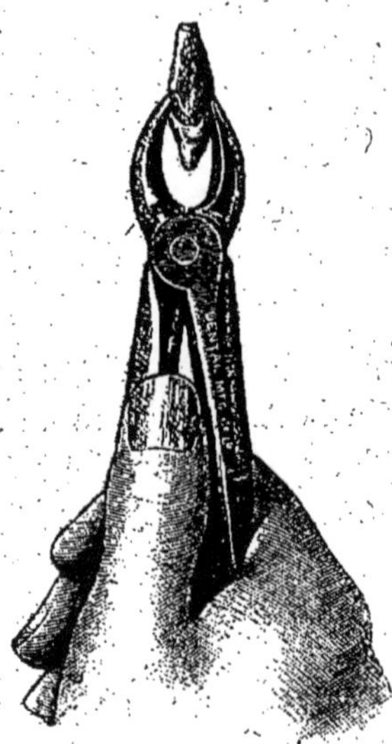

Fig. 30.
Extraction d'une incisive supérieure (Godon et Masson).

Extraction des dents supérieures. — Incisives et canines. — Davier[1] n° 2 ou même n° 7. Mouvements de torsion alternatifs. Traction de la dent une fois mobile. Souvent dès que

[1] Les numéros indiqués ici sont ceux que portent les daviers, dans la série des formes anglaises.

le davier s'enfonce la dent s'énuclée et glisse entre les mors comme un noyau de cerise entre les doigts.

Racines. — Le même davier ou le n° 77, ou le n° 51.

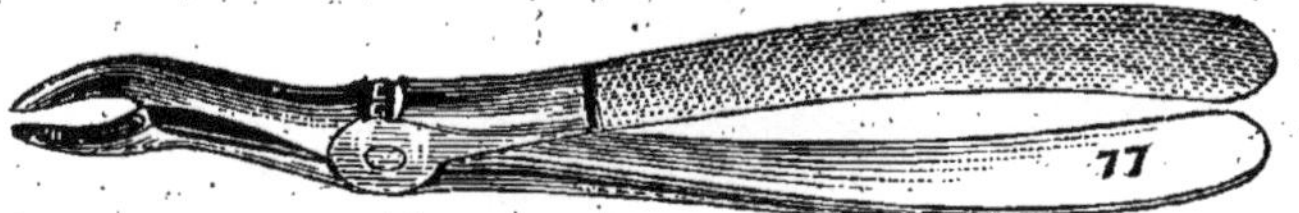

Fig. 31.
Racines supérieures.

Exagérer encore l'enfoncement du davier ; si la racine est profondément excavée ou très au-dessus du niveau de la gencive, il n'est pas toujours possible d'insinuer le davier. Prendre alors l'élévateur droit, mobiliser la racine, et si elle ne sort pas seule, la saisir avec un davier ou une pince.

Prémolaires. — Davier n° 7. Mouvements de luxation très limités, en dehors et en dedans. Traction oblique en

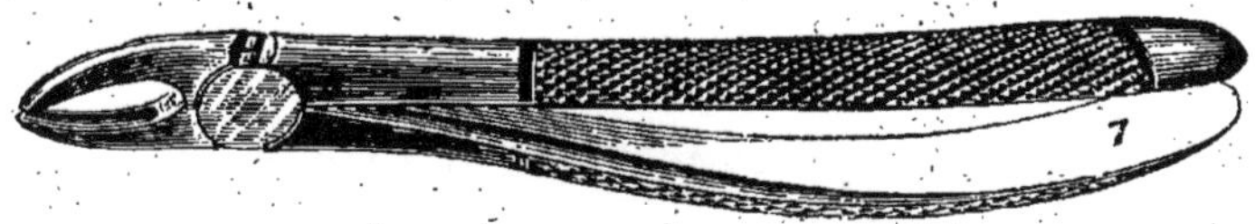

Fig. 32.
Prémolaires.

bas et en dehors. La première prémolaire a souvent *deux* racines fines, divergentes, faciles à briser. Pour la deuxième, mouvements de luxation et de torsion (*très léger*) combinés.

Racines. — Le même davier ou le n° 77 ou le n° 51. Si la prise n'est pas possible au davier, on peut employer l'élévateur droit comme précédemment ; parfois le pied-de-biche dans le poing fermé.

Molaires (trois racines : une palatine, deux vestibulaires : antérieure et postérieure). — Daviers nos 17 et 18, droit et gauche. Se souvenir que le mors arrondi s'ap-

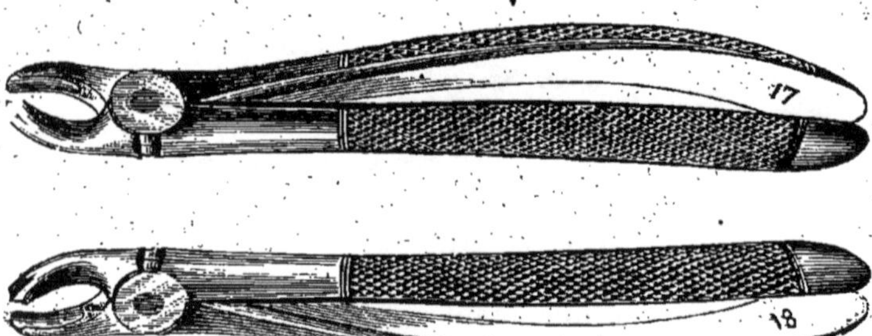

Fig. 33.
Molaires supérieures (droite et gauche).

plique du côté palatin, et le mors pointu du côté vestibulaire. Mouvements de luxation, dont on augmente progressivement l'amplitude, exagérée à mesure que la dent se mobilise.

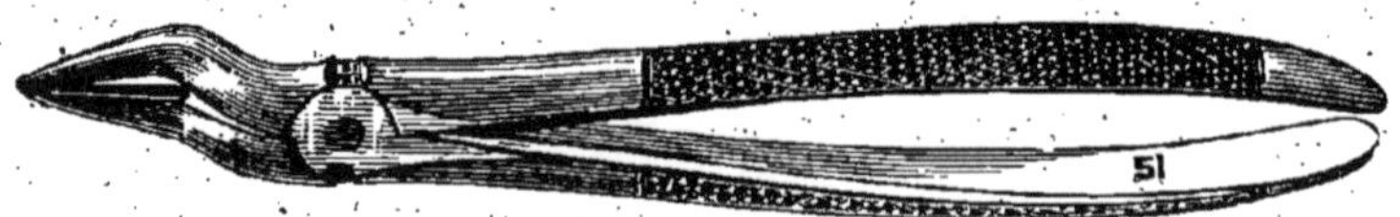

Fig. 34.
Davier-baïonnette.

Racines. — Davier n° 51 enfoncé très haut. Si l'on peut avoir les trois racines simultanément, tant mieux ; sinon chercher à les séparer, par pression des mors du davier, lorsqu'elles ne le sont pas déjà, ou bien saisir l'une des racines, la palatine le plus souvent, en enfonçant les mors du davier, l'un au milieu des trois racines en pleine dent, l'autre au ras du collet. L'élévateur droit peut servir pour cette séparation. Une fois les racines séparées, on les enlève l'une après l'autre avec le davier ; lorsque la première racine est extraite les deux autres viennent facilement. Si la prise n'est pas possible au davier, user avec précaution de l'élévateur droit, en évitant de refouler les racines vers le fond de l'alvéole, à cause du voisinage du sinus. Le pied-de-biche peut être employé pour les racines séparées.

DENT DE SAGESSE. — Davier n° 67, ou à défaut daviers à molaires. Extraction généralement facile, car les racines

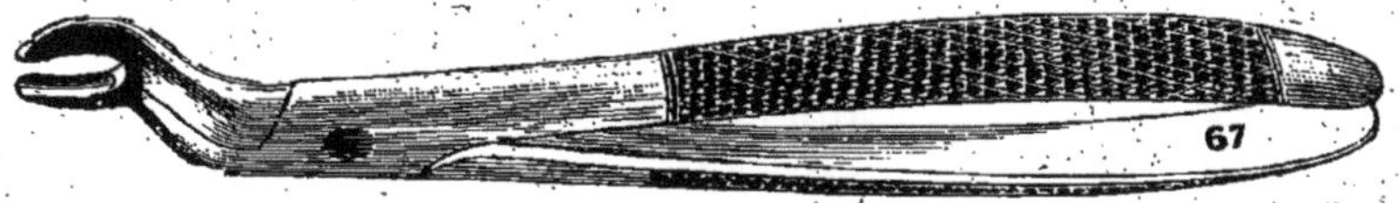

Fig. 35.
Dents de sagesse supérieures.

convergent ; cependant elles sont parfois courbées en crochet, ce qui favorise leur fracture.

Racines. — Le même davier, ou le davier baïonette.

Dents inférieures. — INCISIVES CANINES ET PRÉMOLAIRES. — Davier n° 75 ou à défaut n° 74. Mouvements de tor-

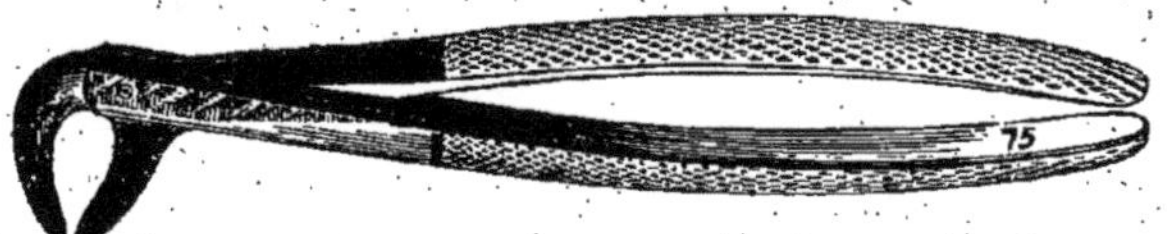

Fig. 36.
Incisives, canines et prémolaires inférieures.

sion et luxation (*très léger*) combinés pour les incisives et prémolaires, torsion simple pour les canines.

Racines. — Davier n° 74 ; pour les prémolaires, on peut employer le pied-de-biche.

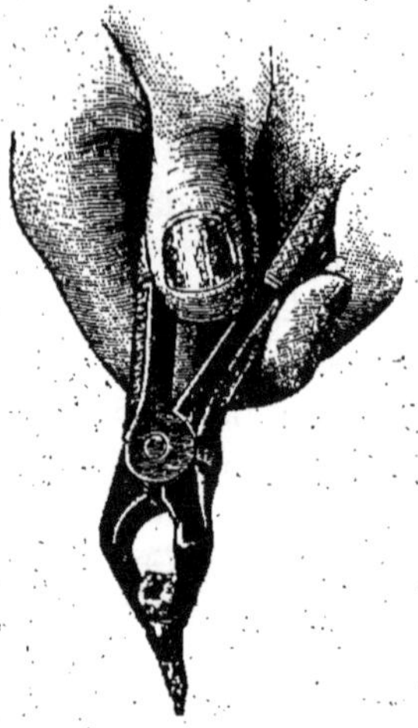

Fig. 37.
Extraction d'une dent monoradiculaire inférieure (GODON et MASSON).

MOLAIRES (deux racines : antérieure, postérieure. — Davier n° 73 bec de faucon, ou n° 21 ou n° 79. Ces derniers surtout lorsque la commissure s'oppose à l'emploi du précédent; pour la deuxième et la troisième molaires ; moins puissants, ils sont aussi moins brutaux que le n° 73, et amènent moins de fractures dans des mains inexpertes. Ces dents sont, avec la première prémolaire supérieure, les plus difficiles à extraire sans fracture des racines. Les mouvements de luxation doivent être extrêmement prudents et progressifs. On termine en luxant franchement en dehors.

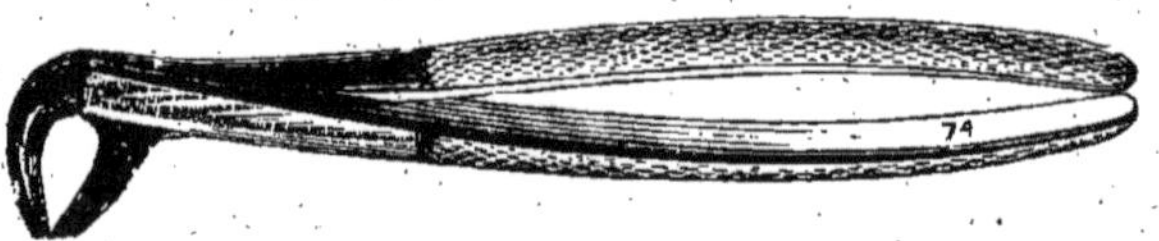

Fig. 38.
Racines inférieures.

Racines. — Les trois précédents daviers peuvent servir si les racines ne sont pas séparées ; — pour les prendre séparément employer le n° 74, ou encore le pied-de-biche. Lorsque l'extraction est difficile, enlever d'abord la racine qui offre le plus de prise ; l'autre, plus facile alors à saisir et à mobiliser, pourra avec l'élévateur droit ou la langue de carpe être luxée vers l'alvéole

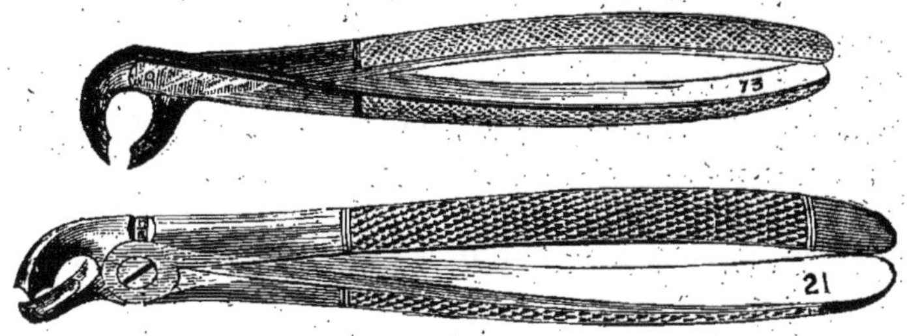

Fig. 39.
Molaires inférieures.

vide et saisie plus facilement. — Ces extractions sont souvent très pénibles : lorsqu'on n'arrive à insinuer

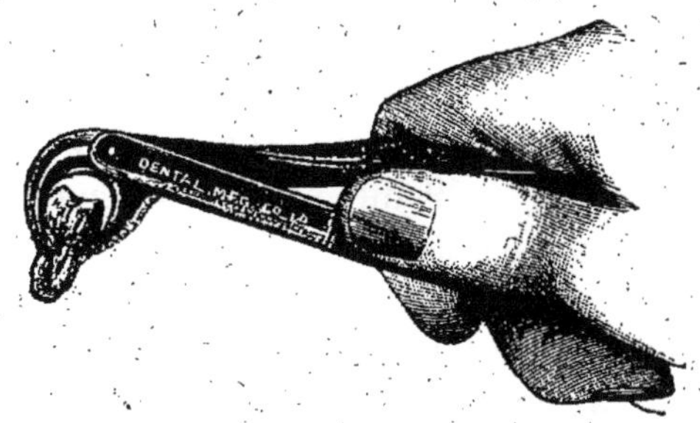

Fig. 40.
Extraction d'une molaire inférieure (Godon et Masson).

aucun des instruments précédents, on peut chercher à mobiliser la dent par expression de l'alvéole, avec les daviers nos 73 ou 21, en saisissant en masse gencive, alvéole et racines ; une fois celles-ci mobilisées, elles sont facilement cueillies, en laissant en place la gencive et l'alvéole, qui supportent mieux qu'on ne le croirait un semblable traumatisme. Mais ce procédé ne doit être employé qu'à bon escient et par des mains expertes, car il peut amener des lésions étendues de la gencive et de l'alvéole.

Dent de sagesse. — Extraction souvent très pénible, à cause de la forme des racines, incurvées vers la branche montante, faisant même parfois entre elles un angle plus ou moins prononcé, l'une dans la branche montante, l'autre dans la branche horizontale. L'existence

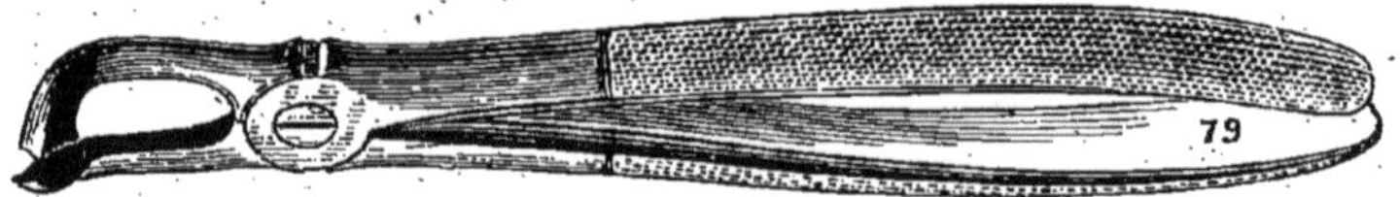

Fig. 41.
Dents de sagesse inférieures.

d'un trismus plus ou moins accentué, que l'on ne peut pas toujours vaincre par l'écartement complique encore l'opération. — Davier n° 79 que sa forme permet d'insinuer même lorsque les arcades n'ont pas leur écart normal. La forme des racines ne permet pas ici les mouvements de luxation latéraux, ou du moins elle les limite beaucoup ; aussi dès que la dent est mobilisée, faut-il exercer une traction d'avant en arrière, pour la sortir suivant la courbe des racines. *La langue de carpe* est parfois fort utile pour faire décrire ce mouvement, et lorsqu'elle a soulevé la dent suivant la courbure des racines, il faut souvent achever avec le davier ; en cas de trismus accentué l'emploi de la langue de carpe peut être le seul procédé possible. — La clef de Garengeot trouve parfois son emploi dans ce même cas, mais ne doit être employée qu'avec prudence, car si les racines sont recourbées, ou forment un angle, elles se fracturent infailliblement.

Parfois la dent de sagesse est couchée horizontalement, sa couronne venant buter et se coincer contre la 2e molaire; l'extraction est alors très difficile, et ne pourra souvent se faire qu'en ôtant au préalable cette dernière dent; ou bien il faudra entamer la couronne de la dent de sagesse, de manière à avoir en avant d'elle un espace permettant de la mobiliser; ou bien encore l'extraction se fera par trépanation du maxillaire. — L'emploi brutal des instruments cités, plus haut, dans le cas où la position vicieuse des racines n'aurait pas été reconnue, peut amener de graves lésions.

Racines. — Mêmes procédés que pour celles des molaires, le davier-baïonette peut servir, tenu dans le poing fermé, perpendiculairement au maxillaire inférieur, les mors enfoncés le long des racines; il donne une très grande force, et ne doit être employé qu'à bon escient.

Pour toutes les racines, surtout inférieures, et principalement pour celles de la dent de sagesse, il est parfois nécessaire de les chasser par une poussée sur l'extrémité apicale. La gencive est incisée, et une petite gouge tranchante enfoncée dans l'alvéole vers l'apex à l'aide d'un maillet; une fois la gouge insinuée sous la racine, cette dernière est mobilisée, en faisant levier avec la gouge, ou même à coups de maillet.

Après toute extraction, le patient se rincera soigneusement la bouche avec un gargarisme antiseptique, surtout si l'opération a été un peu compliquée; il est utile de débarrasser l'alvéole des petites esquilles alvéolaires, puis d'y faire un lavage à l'eau oxygénée, au moyen de la seringue à eau.

Accidents et complications de l'extraction. — FRACTURE DE LA DENT. — C'est l'accident le plus fréquent ; il est souvent dû au manque d'expérience, au choix peu judicieux, ou à une mauvaise application de l'instrument ; mais le meilleur opérateur y est exposé, soit à cause de l'indocilité du malade, soit lorsque la région apicale a fait de l'hypercémentose, soit surtout à cause de la texture cassante ou de l'incurvation des racines.

Lorsque la fracture n'aura porté que sur la couronne, on se comportera comme il a été dit pour l'extraction des racines. Il peut même être avantageux de briser tout d'abord certains débris de couronne qui ne sont qu'une gêne. Mais si la fracture siège profondément sur la racine, il vaut mieux laisser le débris en place que de créer, en s'entêtant à l'extraire, de graves effractions des tissus mous et de l'os. Souvent, d'ailleurs, la racine a tendance à être expulsée de l'alvéole, et quelques semaines ou quelques mois après, elle peut être facilement cueillie.

La fracture peut mettre la pulpe à nu, ce qui occasionne de vives douleurs, et nécessite sa destruction et son extraction.

LÉSIONS DES DENTS VOISINES. — *Luxations* ou *fractures*. — Elles résultent généralement d'une faute de technique : telle qu'emploi d'un davier à mors trop larges, mauvaise application, échappées, usage intempestif de la clef. La *luxation* est rarement complète, plus souvent il n'y a qu'*entorse* ; la *fracture* porte le plus souvent sur une lame d'émail ou un coin de dent ; une cause fréquente en est, sur la 2e molaire inférieure, l'application de la langue de carpe pour l'extraction de la dent de sagesse. Si la dent a été ébranlée, on la laisse en place, au besoin avec une ligature. S'il y a eu une fracture : en surface on la polit soigneusement ; en profondeur on peut faire une obturation. Parfois après une traction trop violente, une dent antagoniste, heurtée par le davier, peut être fracturée.

Accidents osseux et articulaires. — La fracture complète du maxillaire (inférieur), est possible quoique rare. Les fractures alvéolaires sont plus fréquentes ; sans importance si elles n'intéressent qu'un fragment osseux, elles peuvent porter sur une partie appréciable de la table alvéolaire qui, adhérente à la gencive, s'écarte comme un volet et doit être immédiatement réappliquée en position normale, la bouche est maintenue fermée quelques jours avec une fronde, et le malade reçoit une alimentation liquide ; de grands lavages antiseptiques complètent ce traitement.

Parfois, au maxillaire supérieur, l'extraction entraîne l'*ouverture du sinus*, laquelle n'a généralement pas de conséquences, avec un traitement antiseptique rigoureux. Lorsqu'un débris radiculaire est repoussé dans l'antre, on se contentera d'attendre en faisant des lavages antiseptiques, sans s'entêter à le rechercher.

La *luxation* du maxillaire inférieur est encore possible ; comme la fracture complète, elle se produit au cours de tentatives d'extraction portant sur des molaires très solides et à racines fortes et longues, la dent de sagesse particulièrement. La clef présente à cet égard un danger particulier. Au cours de ces extractions, il faut toujours maintenir solidement de la main libre le maxillaire inférieur, et ne jamais agir brutalement.

Lésions des parties molles (gencive, périoste, langue, lèvres, joues). — La *gencive* peut être décollée ou déchirée. Si la déchirure est étendue on fera la suture ; on évite ces accidents, en veillant à ne pas prendre la gencive dans les mors du davier, en la décollant au besoin tout autour de la dent avant l'extraction ; et surtout si celle-ci une fois extraite tient encore à la gencive, il ne faut pas tirer, mais sectionner aux ciseaux. Les blessures du *périoste* sont plus graves, elles peuvent entraîner de la nécrose osseuse.

Douleurs consécutives a l'extraction. — Elles sont parfois très vives, et revêtent la forme de névralgies. On a invoqué diverses causes. La principale réside dans l'infection de l'alvéole, qui peut préexister (arthrite, abcès), ou venir de la bouche. On trouve généralement à l'entrée de l'alvéole, un bouchon de tissus sphacélés, derrière lequel l'infection est enfermée, et cette rétention des produits septiques est la cause de la douleur, en même temps que l'alvéole fait un peu d'ostéite. Le traitement qui réussit toujours consiste dans l'ablation du bouchon sphacélé, et le lavage alvéolaire suivi d'un curettage minutieux ; les douleurs diminuent immédiatement et cessent très rapidement, si l'on institue des gargarismes et des lavages antiseptiques fréquents.

Fluxions, abcès, phlegmons. — Ces complications peuvent résulter d'une inoculation opératoire due au manque de précautions antiseptiques.

Parfois la dent échappe au davier et pénètre dans les voies digestives ou respiratoires, cela a lieu surtout lors d'extractions multiples sous l'anesthésie générale ; sans importance dans le premier cas, ce peut être, dans le second une complication redoutable, comme la pénétration dans la trachée ou les bronches de tout autre corps étranger septique.

Hémorrhagie. — Lorsqu'elle se prolonge au delà du temps normal, qu'elle est très abondante ou qu'elle reprend après s'être arrêtée, il est nécessaire d'instituer un traitement énergique. L'alvéole sera lavé à l'eau oxygénée, puis tamponné avec du coton chargé de perchlorure de fer, d'antipyrine, ou mieux de ferro-pyrine; un tampon extérieur assurera la compression par l'occlusion des mâchoires, et le malade restera couché et immobile ; on ne détamponnera qu'avec précautions et après deux ou trois jours; on a conseillé aussi de bourrer l'alvéole de coton trituré dans de la chloro-percha, ou de cire. *Le Penghavar Yambi*, poils courts, filiformes, provenant de la base des frondes des fougères du genre *libotium*, employé en tamponnement, soit seul, soit mélangé à l'ouate hydrophile, peut-être d'un grand secours.

La *gélatine*, en tamponnements, sous forme de sérum gélatiné à 5 p. 100 (Tellier); les injections et les pansements de *sérum sanguin frais* (Weill); l'*adrénaline* en injections hypodermiques ou localement, ont encore donné des succès.

Mais il ne faudra pas négliger le traitement général, car souvent l'hémorrhagie tient à une cause d'ordre général : hémophilie, scorbut, purpura, infections ou intoxications.

CHAPITRE XVIII

Anesthésie générale et analgésie locale, appliquées aux opérations bucco-dentaires. — Anesthésie générale de longue durée. — Anesthésie générale de courte durée. — Analgésie locale par réfrigération. — Analgésie locale par injections. — Analgésie sectionnelle des nerfs. — Analgésie diploïque. — Substances employées. — Solutions. — Seringues.

Comme en chirurgie générale, ces deux méthodes ont chacune ses indications particulières.

Anesthésie générale de longue durée (chloroforme ou éther). — Elle est indiquée pour les opérations qui exigent un temps appréciable; pour les extractions très difficiles et lorsqu'il y a du trismus ; les dents de sagesse incluses ; les racines que l'on doit extraire à la gouge et au maillet ; les extractions multiples pratiquées simultanément.

Inconvénients. — Ce sont d'abord les dangers et aléas de l'anesthésie générale, qui existent, si minimes soient-ils ; puis les difficultés d'administration, car dans toutes les opérations de bouche, on est obligé de donner l'anesthésique de façon intermittente et le sommeil régulier est difficile à obtenir (aussi le chloroforme est-il le plus commode, son administration avec la compresse pouvant, sans gêner l'opérateur, se poursuivre par la voie nasale, tandis que la bouche est ouverte pour l'intervention)[1]. De plus, le malade étant couché, l'opérateur voit mal ce qu'il fait ; le sang qui coule augmente encore les difficultés, en masquant la région où l'on opère et en constituant une continuelle menace d'asphyxie pour le patient ; on y obvie d'ailleurs en penchant la tête d'un côté ou de l'autre, suivant la commodité de l'intervention. — Enfin, la tête étant très mobile, par suite de la résolution musculaire, cela constitue une gêne considérable, surtout pour les extractions. — En cas d'avulsions multiples, on crée dans la bouche une plaie très étendue, douloureuse et gênante, d'où résulte une grande difficulté d'alimentation. Pour toutes ces raisons, à moins d'indications formelles, il vaut mieux faire les extractions petit à petit sous analgésie locale, en débarrassant d'abord un côté de la bouche que l'on laisse cicatriser, puis l'autre, de sorte que le malade conserve toujours un côté avec lequel il peut, plus ou moins bien, triturer ses aliments.

Les *avantages* sont : la possibilité d'opérer posément, sans hâte et sans craindre ni le retour à la sensibilité, ni l'énervement et la terreur du malade devant une opération qui se prolonge au delà du temps prévu. Lorsqu'il y a urgence à débarrasser un malade de nombreuses dents, l'anesthésie générale permettra de le faire plus rapidement, et d'obtenir plus vite une cicatrisation des arcades ; comme par exemple, dans le cas

[1] Il est néanmoins nécessaire, le plus souvent, de couvrir également la bouche avec la compresse, car par suite de la présence de sang et de mucosités, la respiration nasale ne se fait pas, on administre alors le chloroforme par intermittences.

où l'on désire appliquer une prothèse dans le plus bref délai.

Quoi qu'il en soit, ce mode d'anesthésie n'est qu'exceptionnellement indiqué.

Anesthésie générale de courte durée. — Elle a des indications plus fréquentes, quoiqu'encore exceptionnelles. On l'emploiera dans tous les cas où l'analgésie serait insuffisante, et où l'opération serait trop douloureuse, sans aucune insensibilisation. Telles sont les extractions de dents atteintes d'arthrite alvéolo-dentaire aiguë, d'abcès ; ou celles des dents de sagesse dont l'évolution a provoqué de l'inflammation ; ou même sans inflammation, par suite de la difficulté fréquente d'une bonne analgésie au niveau de la dent de sagesse inférieure.

Il faut que l'opération soit courte, car, si l'anesthésie est complète, le réveil se produit rapidement ; avec de la dextérité, on arrive à faire deux extractions, trois au plus ; à inciser un abcès, à enlever un séquestre. — Diverses substances sont employées ; le médecin militaire n'ayant à sa disposition que du *chlorure d'éthyle*, qui d'ailleurs donne de bons résultats, c'est de cette substance que nous parlerons.

Les principaux *avantages* en sont : l'anesthésie parfaite — la possibilité d'opérer le malade assis — la résolution musculaire incomplète. — Le réveil est facile, et le malade n'est que peu et passagèrement incommodé. Il y a quelquefois des vomissements et une sorte d'ivresse passagère, mais c'est exceptionnel.

Les *inconvénients* sont : la brièveté de l'anesthésie, la difficulté, sinon l'impossibilité qu'il y a pour l'obtenir chez les éthyliques ou les individus sous l'action récente de l'alcool, lesquels ont parfois une période d'agitation d'une telle violence qu'ils renversent tous les objets à leur portée, et sont impossibles à maintenir sur le fauteuil, quand ils ne frappent pas l'opérateur et les aides. Enfin, la nécessité d'un et même de deux aides, l'un pour l'anesthésie, l'autre pour tenir au besoin le patient.

Dans le *choix d'un appareil* le but à atteindre est de restreindre la perte par évaporation, et d'assurer une absorption suffisante par la respiration. Il faut, au début, empêcher l'accès de l'air [1], sinon le sommeil vient plus difficilement; ou bien, le patient qui commençait à dormir, se réveille; il est dès lors bien plus difficile, sinon impossible, d'obtenir de nouveau le sommeil.

Le meilleur appareil sera donc celui avec lequel le malade ne pourra absorber que la quantité minima nécessaire à l'anesthésie (quantité d'ailleurs variable suivant les individus), et où il pourra l'absorber sans air. La *compresse* n'est donc pas l'idéal, car une absorption suffisante d'un liquide très volatil implique fatalement avec elle l'emploi de doses massives. Elle a pour elle l'avantage qu'il est facile de se la procurer, et qu'on peut l'employer toujours et partout. Il faudra la plier en deux ou trois doubles, et l'appliquer hermétiquement au moyen de la main, qui, bien appuyée, empêche l'accès de l'air.

On se servira donc d'un *masque*, ne laissant rien perdre de l'anesthésique, et où l'on en introduira seulement la dose suffisante pour obtenir le sommeil; le dosage idéal est réalisé par des ampoules scellées, mais

[1] Ceci n'a rien d'absolu, certains individus ont besoin d'air, d'autres non. Cependant les premières bouffées doivent être données sans air.

leur prix de revient est très élevé, et pratiquement, une éprouvette graduée très étroite et longue, que l'on remplit avec l'aiguille d'un siphon (ou même avec un tube ordinaire de chlorure d'éthyle dont on dévisse le bouchon qui donne le jet filiforme), et que l'on vide aussitôt dans l'appareil, suffira parfaitement. Le système doit encore être dilatable pour permettre l'évaporation du liquide, et pour rendre possibles les mouvements respiratoires.

Les *conditions nécessaires* sont donc l'*étanchéité* réalisée : 1° par un masque exactement adapté sur le visage (les masques à bourrelet pneumatique sont excellents, mais coûteux) ; 2° par un récipient quelconque, fermé, où sera versé le liquide, et servant de chambre d'évaporation ; 3° la *dilatabilité* sera obtenue par l'adjonction d'une vessie à cette chambre. Sans doute, la respiration se faisant ainsi dans un espace limité, l'air expiré est respiré à nouveau[1] ; mais il ne faut pas oublier que nous ne faisons que des anesthésies de courte durée ; 4° l'adjonction au système d'un tube de caoutchouc, qui relie le masque à la chambre d'évaporation, évite l'absorption en masse au début, et, partant, le risque de suffocation ; elle est de plus avantageuse si le malade se débat.

Divers masques ont été inventés : masques de Siffre, Bengué, Camus, Gaudron, Décolland, etc. Ils offrent chacun ses avantages et ses inconvénients ; ce dernier réunit le maximum d'avantages, il satisfait aux conditions ci-dessus et permet d'ouvrir, ensemble ou séparé-

[1] Cependant on y peut obvier par l'adjonction d'une soupape d'expiration. Il est utile aussi de pouvoir donner de l'air au patient sans enlever le masque ni interrompre l'anesthésie, le masque de Décolland présente à ce double point de vue un dispositif simple et pratique.

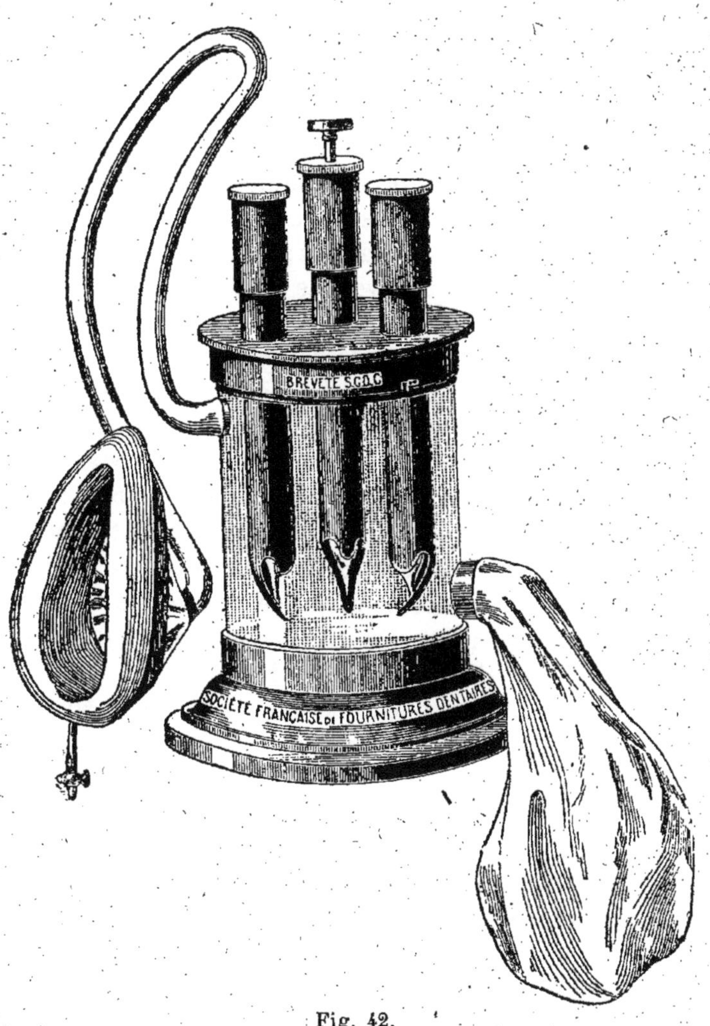

Fig. 42.
Appareil de DÉCOLLAND.

ment un orifice à l'air et une soupape d'expiration.

Il est d'ailleurs facile d'en construire un soi-même avec les données qui précèdent. C'est ainsi qu'un entonnoir ordinaire, coupé avec des cisailles, et légèrement aplati pour s'adapter sur la face, de manière à couvrir le nez et la bouche peut remplir l'office de masque ; le bourrelet permettant d'obtenir l'étanchéité étant formé d'une compresse double, ourlée suivant deux ovales concentriques espacés de 4 centimètres ; et dont la partie centrale, circonscrite par l'ovale le plus petit, est coupée circulairement. Dans l'espace ainsi limité, entre les deux épaisseurs de la toile, on placera de l'ouate plus serrée, de façon à obtenir un bourrelet de dimensions correspondantes au pourtour de l'entonnoir. A l'aide d'un bout de tuyau de caoutchouc, ce masque improvisé peut s'adapter sur un flacon à *deux* ou mieux à trois tubulures ; l'une d'elles reçoit l'autre extrémité du tuyau ; la seconde sert à verser le liquide et est obturée par un bouchon ; sur la troisième sera liée une vessie de porc, qu'il est bon d'assouplir en la malaxant dans un mélange de son et d'alum en poudre.

Quel que soit le procédé choisi, on dispose sous sa main tous les instruments nécessaires, aseptisés et prêts à servir. Un aide se tient prêt à empêcher les mouvements désordonnés s'il se produit une crise d'agitation. Un écarteur est placé entre les arcades et les maintient ouvertes. On donne quelques explications au malade pour le rassurer, on lui fait sentir quelques gouttes et on lui recommande de respirer régulièrement et profondément ; puis on applique la compresse ou le masque; pour activer l'évaporation le récipient doit être chauffé (flamme, mains, serviette chaude). Dès que les réflexes cornéens sont abolis, et le sommeil obtenu, ce qui ne demande souvent pas plus d'une demi-minute, on opère sans perdre de temps, car le réveil est rapide.

La *quantité* de chlorure d'éthyle à introduire dans l'appareil, varie beaucoup chez les soldats. Il suffit parfois de 2 ou 3 centimètres cubes (rarement) ; le plus souvent, il en faut au moins 4. En en mettant 5 ou 6 dans l'appareil, on sera certain d'avoir assez de chlorure d'éthyle, et presque toujours il en restera au fond, une fois l'anesthésie obtenue.

On peut, en alternant des doses d'air et d'anesthésique prolonger la durée du sommeil, mais, nous l'avons déjà dit, il ne faut pas laisser le malade absorber de l'air, jusqu'à commencer à se réveiller. Mais si l'anesthésie doit être ainsi prolongée, mieux vaut la continuer au chloroforme.

Analgésie locale. — Par réfrigération. — Ce procédé offre l'avantage de l'innocuité et de la facilité d'application. Il est indiqué surtout en cas d'arthrite ou d'abcès, et dans des tissus enflammés où la cocaïne serait insuffisante. Il peut donner une bonne analgésie, surtout pour les dents antérieures.

Inconvénients. — Au début, sur la dent à extraire ou sur ses voisines, la réfrigération peut être fort désagréable. Chez les nerveux les vapeurs inhalées provoquent parfois de la toux et une impression de suffocation. La réfrigération, même prolongée très longtemps, ne supprime pas à coup sûr la douleur. On n'arrive pas toujours à une congélation intense, à cause de la chaleur et de l'humidité du milieu buccal, et surtout pour les dents inférieures à cause de la présence de la salive dont la sécrétion est augmentée. Si l'on y arrive, et qu'on pousse très loin cette congélation, on risque, bien que le cas soit rare, de provoquer du sphacèle de la gencive.

Enfin, après l'opération, le rétablissement de la circulation dans les tissus congelés est généralement douloureux.

Pour congeler la gencive on aura soin d'assécher les muqueuses, de protéger les parties que l'on ne veut pas atteindre, d'écarter la langue, les lèvres ou les joues et de masquer l'accès de la salive, au moyen de rouleaux de coton hydrophile. On tiendra le tube de chlorure d'éthyle à pleine main, et assez loin pour que le médicament n'arrive pas en jet liquide mais bien en pulvérisation ; enfin on recommandera au patient de profondes inspirations qui, lui faisant inhaler quelques vapeurs, produiront souvent un engourdissement grâce auquel la souffrance sera moins nettement perçue.

Ce procédé peut avantageusement être associé avec le suivant et donner d'excellents résultats, surtout lorsqu'en tissus enflammés les injections agiraient mal.

Analgésie par injections. — C'est le procédé de choix pour toutes les petites opérations sur la bouche et pour les extractions.

Parmi les nombreuses substances tour à tour préconisées, nous en retiendrons trois seulement, la cocaïne, la stovaïne et la novocaïne.

Cocaïne. — C'est la seule de ces substances dont on dispose couramment dans le milieu militaire. Nous n'insisterons pas sur son action vaso-constrictive s'étendant au système nerveux ; elle a été trop étudiée pour qu'il soit utile d'y revenir ici. Employée d'une façon prudente et rationnelle, on peut dire que ses dangers sont inexistants, quoiqu'il soit indéniable qu'elle provoque parfois de légers malaises ; mais la prétendue syncope cocaïnique n'est bien souvent due qu'à l'émotivité du sujet et se produit très bien avant toute injection. On l'observe également, quoique moins fréquemment, avec la stovaïne. Du moins l'existence de l'ivresse cocaïnique est un fait incontestable ; quoique la loquacité, l'attendrissement, le besoin de remuer que l'on constate parfois puissent être mis à l'actif d'autres causes, dont la première est l'émotivité ; et notamment lorsqu'elles surviennent après l'extraction, à la réaction nerveuse qui se produit sous l'influence du petit choc opératoire, et de la satisfaction de sentir passé le mauvais moment tant appréhendé.

La *stovaïne* n'est pas vaso-constrictive, elle paraît indifférente ou légèrement vaso-dilatatrice, ce qui peut être un inconvénient, le champ opératoire étant masqué par le sang, elle est deux fois moins toxique que la cocaïne ; mais son pouvoir anesthésique est aussi un peu moindre.

La *novocaïne* serait aussi anesthésique et deux fois moins toxique que la cocaïne et produirait une analgésie supérieure ; elle semble donner de très bons résultats pour l'anesthésie de la dentine, et c'est à ce titre que nous l'avons citée.

Quel que soit le médicament choisi, la technique est la même ; étant obligé d'opérer sur des malades assis, on se fixera comme règle d'employer habituellement 1 centigramme de cocaïne (2 centigrammes dans les cas exceptionnels) ou 2 centigrammes de stovaïne ; personnellement, nous employons 1 centigramme de l'une et de l'autre en solutions mélangées au moment de l'usage.

Préparation des solutions. — La solution sera préparée à 1/100 et répartie, lorsqu'il est possible, en ampoules de 1 centimètre cube, préalablement désalcalinisées, qui seront, une fois scellées, stérilisées à l'autoclave. Dans les infirmeries on se contentera de flacons, désalcalinisés par l'ébullition, puis remplis et bouchés hermétiquement ; le bouchon sera solidement ficelé sur le goulot, puis les flacons seront stérilisés par l'ébullition pendant vingt minutes.

Les solutions en ampoules se conservent indéfiniment. En flacons elles sont moins durables, elles risquent aussi d'être souillées une fois le flacon ouvert ; aussi y a-t-il avantage à employer des flacons de faible contenance. On peut aussi, avec des doses de 5 ou 10 centigrammes préparées d'avance, faire extemporanément les solutions avec de l'eau stérilisée par ébullition.

Seringues. — Toutes sont bonnes à condition d'être stérilisables ; on les choisira si possible de 2 centimètres cubes ; les aiguilles seront en acier, plus acérées que celles en platine ; pour éviter leur chute dans la gorge elles seront de préférence vissées ; les aiguilles interchangeables à disque de plomb sont fort commodes ; les seringues à ailettes qui permettent une forte pression sont spécialement recommandables ; il est également très utile d'avoir une seringue à laquelle on puisse ajouter un mandrin coudé pour le bas, en forme de baïonnette pour le haut, sur lesquels se fixe l'aiguille, et qui permettent de piquer toujours parallèlement à l'axe de la dent.

La seringue de Nogué à piston d'amiante, robuste, bien en main, facile à stériliser, est un excellent instrument : elle permet l'emploi de ces divers mandrins ou aiguilles, ainsi que des canules spéciales destinées à l'injection intra-diploïque, ou à l'analgésie sectionnelle du nerf dentaire inférieur (voir plus loin).

Opération. — On commencera par faire bouillir seringue et aiguille pour les stériliser après s'être assuré de leur bon fonctionnement et on remplira la seringue de la solution analgésiante [1] ; la gencive et le collet

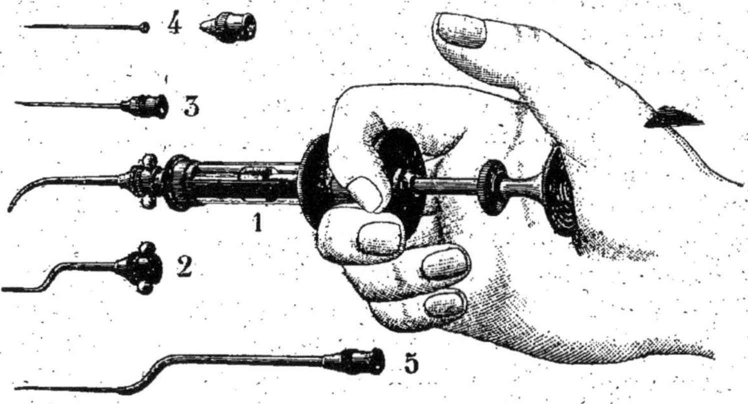

Fig. 43.
Seringue de Nogué.

1. Seringue avec canule courbe pour l'injection intra-diploïque. — 2. Canule-baïonnette pour le même usage. — 3. Aiguille ordinaire. — 4. Aiguille à disque de plomb, avec embout vissé. — 5. Aiguille pour analgésie sectionnelle du nerf dentaire inférieur.

seront lavés à l'alcool, puis on injectera immédiatement, ou bien on placera sur la gencive un tampon imbibé de la solution et qui sera laissé en place quelques minutes; piquant alors l'aiguille au ras du collet, le biseau regardant la dent, on l'enfoncera dans la gencive aussi près

[1] L'addition par centimètre cube d'une goutte de solution d'adrénaline à 1/1000 semble retarder les effets toxiques et a en tous cas l'avantage d'éviter l'écoulement du sang, si gênant dans certaines extractions de racines.

que possible de la dent, et parallèlement à son grand axe ; en même temps on poussera lentement le piston de la seringue en enfonçant simultanément et très lentement l'aiguille à mesure que pénétrera l'injection ; le blanchissement, et le léger gonflement de la gencive, surtout du côté vestibulaire, indiquent une bonne injection. On injecte ainsi le contenu de la seringue moitié du côté lingual, moitié du côté vestibulaire. On peut encore pour les dents supérieures faire une injection au niveau et le long de chaque racine, soit une injection palatine et deux injections vestibulaires. Pour les dents inférieures on pourra faire deux injections, l'une linguale, l'autre vestibulaire, au niveau du milieu de la dent, ou quatre injections, une à chacun de ses angles. Il y a cependant avantage à ne pas multiplier les orifices par où le liquide peut ensuite ressortir.

Il est admis que la douleur au moment de l'extraction ne provient pas de la rupture du paquet vasculo-nerveux de l'apex mais de la déchirure du ligament alvéolo-dentaire et de la dilacération de l'anneau fibreux qui enserre le collet ; aussi est-il utile de pratiquer tout d'abord comme il vient d'être dit, une injection dans la gencive de chaque côté de la dent et au ras de celle-ci, puis conservant un peu de la solution, de chercher à faire pénétrer la pointe de l'aiguille dans ce ligament en rasant la dent et en forçant entre elle et le rebord alvéolaire pour y injecter de chaque côté quelques gouttes du liquide analgésique.

Il est bon de faire la première injection du côté palatin ou lingual, où les tissus étant plus denses le liquide se diffusera plus lentement. Si lors de la piqûre vestibulaire il se produit sur la gencive une boule d'œdème due à la pénétration du liquide, un léger massage avec la pulpe de l'index en activera la diffusion. Enfin il ne faut pas manquer, lorsqu'on a terminé une injection d'attendre un instant avant de retirer l'aiguille, afin que le liquide, injecté sous une pression souvent très forte, ait le temps de bien pénétrer et ne ressorte pas par l'orifice de la piqûre.

Une fois les injections terminées on attend de trois à cinq minutes, durant lesquelles on prépare le davier dont on flambe les mors (en supposant qu'il soit bouilli après chaque intervention), ainsi que les instruments dont on peut avoir besoin (daviers à racines, élévateurs); on vérifie l'anesthésie en enfonçant de part et d'autre de la gencive une sonde acérée, et on pratique l'extraction.

Lorsqu'il y a de l'inflammation (arthrite, fluxion, abcès) souvent l'un des côtés de la gencive y échappe et sera analgésié comme il vient d'être dit ; quant au côté enflammé, on pourra le cerner par des injections circonférencielles dans la gencive saine, et compléter l'analgésie en pulvérisant du chlorure d'éthyle.

Avec les doses minimes de cocaïne employées, les accidents sérieux ne sont guère à craindre; l'idéal pour les éviter serait d'opérer le malade couché, mais cette position présente des inconvénients au point de vue opératoire. On se contentera donc, sauf pour les individus frêles ou très nerveux, d'incliner le dossier du fauteuil et la têtière. On fera bien surtout le matin chez les soldats de s'informer s'ils ont pris quelque nourriture; presque toujours les malaises observés le sont sur des hommes à jeun depuis la veille. Enfin, la manière de prendre le malade, quelques paroles de bienveillant encouragement ont souvent un effet des plus salutaires.

Si malgré tout, le malade pâlit, se couvre de sueurs

froides, si son pouls devient plus rapide et irrégulier, que ce soit avant ou après l'injection, on l'étendra sur le sol, on desserera ses vêtements et l'on pratiquera l'extraction, qui provoque souvent une réaction salutaire et suffisante. Si le malaise se prolonge, on administrera du café alcoolisé, et même au besoin une piqûre de caféïne.

Analgésie sectionnelle des troncs nerveux. — D'autres procédés fort ingénieux ont encore été employés pour obtenir l'analgésie. C'est ainsi que Nogué imagina de porter le liquide analgésiant *directement au contact du nerf dentaire inférieur* au niveau de l'épine de Spix. En voici le manuel opératoire : La pulpe de l'index gauche détermine le bord antérieur de la bronche montante, et immédiatement en dedans une saillie osseuse dont la sépare un sillon très net ; il s'arrête sur cette saillie à la hauteur de la surface triturante des molaires; l'aiguille tenue parallèlement à cette surface est enfoncée à un centimètre au-dessus d'elle en dedans et au ras de la saillie osseuse, d'un centimètre et demi environ ; une partie du liquide est alors injectée, puis le corps de la seringue est porté doucement jusqu'à la commissure du côté opposé, l'aiguille contourne ainsi l'épine de Spix et se rapproche du tronc nerveux, on l'enfonce encore de quelques millimètres tandis que le restant du liquide est injecté dans toute la région. On se sert pour cette opération d'une canule coudée de 7 centimètres, armée à son extrémité d'une aiguille en platine de 2 centimètres faisant corps avec elle (voir fig. 43, p. 191). Il faut attendre un minimum d'un quart d'heures avant d'opérer. Cet élégant procédé a donné les meilleurs résultats à son auteur.

Le procédé d'Escat pour l'analgésie du nerf dentaire

supérieur (voir p. 70) dérive du même principe et doit être cité ici.

C'est encore à Nogué qu'est due la méthode d'*analgésie diploïque* qui consiste à injecter la solution dans le tissu spongieux de manière à baigner et imprégner autour des racines la substance osseuse, les ramifications sensitives, le ligament alvéolaire lui-même. Pour obtenir ce résultat on perfore avec un foret de 1 millimètre environ, monté sur le tour et animé d'un mouvement rapide, la muqueuse et la lame compacte sous-jacente puis on introduit dans le pertuis une canule spéciale montée sur une seringue, pour pousser très lentement la solution analgésiante. L'analgésie ainsi obtenue est excellente, et il suffit d'employer un ou deux centimètres cubes de la solution de cocaïne et de stovaïne. La perforation est faite du côté où elle est le plus facile, autant que possible perpendiculairement à l'os; une canule droite et une courbe permettent de faire face à tous les cas (voir fig. 43, p. 191).

Analgésie de la dentine et de la pulpe (voir hyperesthésie de la dentine et extirpation de la pulpe, pages 68 et 74).

CHAPITRE XIX

Maladies de la bouche. — Maladies de la muqueuse buccale. — La stomatite. — Stomatite idiopathique. — Ses différentes formes : Stomatite simple aiguë. — Stomatite ulcéreuse ou ulcéro-membraneuse. — Stomatite mercurielle. — Traitement. — Stomatites symptomatiques. — Fièvre aphteuse. — Herpès buccal. Aphtes. — Muguet. — Ulcérations de la bouche.

Maladies de la muqueuse buccale. — *Stomatite.* — C'est l'inflammation de la muqueuse buccale, la *gingivite* est sa localisation à la gencive. Une ancienne conception distinguait un nombre considérable de stomatites, comme autant d'affections distinctes et spécifiques ; mais l'origine microbienne en ayant été démontrée, l'étiologie de cette affection s'est éclairée d'un jour nouveau.

Nous distinguerons d'une part la stomatite proprement dite, *stomatite idiopathique*, affection locale, primitive, se suffisant à elle-même, pouvant retentir sur l'état général, et qui revêt diverses formes. D'autre part les *stomatites symptomatiques*, résultant de la localisation sur la muqueuse buccale du microbe spécifique d'une affection générale, dont elles sont alors un *symptôme*. Il importe de les distinguer de la *stomatite idio-*

pathique lorsque celle-ci reconnaît une affection générale comme cause occasionuelle.

STOMATITE IDIOPATHIQUE. — La *stomatite* peut revêtir diverses formes qui toutes ont un lien commun : elle est toujours de nature infectieuse. Cette infection, *cause déterminante*, est due aux divers éléments qui constituent la flore microbienne de la bouche. Les *causes occasionnelles*, par contre, peuvent être très diverses, et plusieurs d'entre elles coexistent souvent; tantôt d'ordre local : présence de tartre, de chicots irritants et infectés, inoculation par corps étranger, éruption de la dent de sagesse, brulûres, traumatismes, abus du tabac, etc.; tantôt d'ordre général : maladies infectieuses et toutes les causes capables de débiliter l'organisme (anémie); tantôt enfin d'ordre toxique : intoxications par mercure, phosphore, arsenic, iode, etc. La stomatite mercurielle en est le type classique et fréquent.

Quelles qu'en soient d'ailleurs les causes, les différentes formes de stomatite que nous allons décrire se rencontreront de préférence chez les sujets à bouche malpropre, mal entretenue, favorable par conséquent à la pullulation des germes, et au réveil de leur virulence.

Forme simple, aiguë. — Généralement unilatérale (du côté où le malade se couche), elle est très fréquente chez le soldat, et presque toujours de cause locale; on trouve alors facilement le point de départ : dent de sagesse, chicot, plaie d'extraction et surtout tartre (voir p. 34). La muqueuse est rouge, œdémateuse, les languettes interdentaires sont décollées, bientôt elle se recouvre d'un enduit épithélial pultacé, dont l'ablation, facile d'ailleurs, découvre une surface saignante, qui parfois s'ulcère superficiellement.

Forme chronique. — Parfois l'affection s'installe et devient chronique, surtout dans les bouches mal soignées, à dents irrégulières, à chicots nombreux. La gencive s'épaissit alors, principalement au niveau des languettes interdentaires, et cet œdème dur peut aller jusqu'à une hypertrophie parfois considérable, particulièrement chez les lymphatiques et les strumeux; il y a là une véritable lymphangite chronique.

Forme ulcéreuse ou ulcéro-membraneuse. — Les uns y voient une maladie spécifique, contagieuse, inoculable (Bergeron). D'autres l'attribuent au polymicrobisme buccal; elle ne serait alors qu'une forme plus sérieuse, un degré plus avancé de la précédente (Galippe) et cette opinion séduisante a tendance à prévaloir. Dans ces derniers temps et depuis les travaux de ce savant, on a voulu identifier la stomatite à forme ulcéro-membraneuse avec l'angine de Vincent, tant cliniquement que bactériologiquement (symbiose fuso-spirillaire). Vincent admettrait cependant deux formes distinctes dues l'une à l'association des spirilles et des bacilles fusiformes, l'autre à une infection poly-microbienne.

Cette maladie, rare chez les adultes, frappe plutôt les jeunes gens; elle est favorisée par l'encombrement, la misère physiologique, une mauvaise hygiène générale ou buccale, et n'est pas rare chez le soldat.

Elle débute soit par des phénomènes généraux, fièvre, céphalalgie, courbature; soit, le plus souvent, par de la stomatite à forme banale. Bientôt à la rougeur et à la tuméfaction de la muqueuse, succèdent des plaques saillantes, érythémateuses, des vésico-pustules suivant certains auteurs; ces plaques, se sphacélant, découvrent des ulcérations à siège unilatéral, généralement au niveau des dents de sagesse, d'où elles peuvent gagner la gencive du même côté d'abord, puis de l'autre, en laissant des intervalles sains ; les joues, les lèvres, la muqueuse vestibulaire peuvent être atteintes, surtout là où existent des points d'inoculation (plaies, irritations chroniques par un chicot ou une dent en position vicieuse).

Les bords des ulcérations, irréguliers, déchiquetés, sont bordés d'un liseré blanc caractéristique, autour duquel la muqueuse est rouge, chaude, œdématiée, saignante ; sur le fond même de la plaie on trouve un putrilage jaunâtre ou grisâtre. En même temps les dents sont couvertes d'un enduit visqueux formé de débris épithéliaux et de pus ; l'haleine est d'une rare fétidité ; la salive très abondante, est filante, parfois teintée de sang.

A partir du septième jour environ, si l'affection est soignée, les ulcérations se détergent, bourgeonnent, les divers symptômes s'amendent et la cicatrisation se fait, celle des gencives ordinairement en dernier lieu. Si le traitement efficace n'est pas institué, la maladie s'installe, dure plusieurs semaines. Il peut y avoir à la suite : perte des dents, nécrose alvéolaire, aggravation des signes généraux, un état anémique avec gastrite d'origine septique peut en résulter.

Forme mercurielle. — Cette forme résulte de l'action sur la muqueuse buccale du mercure qu'elle élimine, de quelque manière que l'organisme l'ait absorbé. Elle se présente sous divers aspects allant de l'érythème simple jusqu'aux ulcérations, à la suppuration, aux décollements, et si elle n'est soignée, à la perte des dents.

Elle débute soit au niveau de la dernière molaire, soit autour d'un chicot ; de prime abord unilatérale, elle peut gagner l'autre mâchoire le côté opposé du même maxillaire, et toute la muqueuse de la bouche; la salivation est abondante, l'haleine fétide, et le malade accuse un goût métallique prononcé ; parfois on observe des phénomènes généraux.

Le tableau clinique est en somme le même que pour la forme aiguë et la forme ulcéro-membraneuse, avec tous les stades intermédiaires; et cela vient corroborer la *théorie de l'unité des stomatites.*

Traitement des diverses formes de la stomatite idiopathique. — Tout d'abord, et indistinctement dans toutes les formes, il est nécessaire de pratiquer au plus vite l'ablation soigneuse et totale du tartre et le nettoyage des dents ; d'extraire les chicots infectés ; et, sitôt passée la période aiguë, de traiter les dents cariées. On y joindra des prescriptions minutieuses sur la toilette de la bouche et le brossage bi-quotidien des dents; ces diverses mesures devront être prises à titre prophylactique, si l'on soupçonne une menace de stomatite, et surtout *avant* l'institution d'un traitement mercuriel.

Après le nettoyage, attouchements minutieux de la gencive et des parties ulcérées, avec l'acide chlorhydrique dilué au 1/10 ou même au 1/5, que l'on fait pénétrer dans tous les interstices et anfractuosités ; on protège les parties environnantes et les dents, avec des bourdonnets d'ouate ; et l'on essuie la partie malade avant d'appliquer le caustique, pour la déterger d'abord, pour éviter ensuite que la salive ne le fasse fuser. Sitôt après l'application, le malade se gargarisera avec une solution tiède de bi-carbonate de soude.

Dans les formes simples, une seule application suffit, on la fait suivre pendant quelques jours d'attouchements à la teinture d'iode. Des gargarismes antiseptiques fréquents : sublimé à 1/4000, eau phéniquée à 1/100, eau chloralée à 1/100, solution de chlorate de potasse à 5/100, eau oxygénée à 12 volumes coupée au 2/3 puis au 3/4, complètent ce traitement.

Dans les formes plus graves, la cautérisation doit être répétée une ou deux fois ; on y joindra outre les gargarismes précités, des bains de bouche continuels et de grands lavages toutes les trois heures. Le chlorate de potasse à l'intérieur (4 grammes *pro die*) a été recommandé.

Le nitrate d'argent, l'acide chromique sont encore employés comme antiseptiques. La teinture d'iode n'est pas suffisante pour juguler l'affection au début.

Dans les formes chroniques, le bleu de méthylène, les pointes de feu, rendent souvent de grands services.

Stomatites symptomatiques. — *Fièvre aphteuse, cocotte des bovidés.* — Cette affection est transmissible des animaux à l'homme par l'ingestion de lait, beurre, fromage. Elle débute par une *incubation* d'une huitaine de jours avec fièvre, courbature, malaises. La bouche, sèche, est le siège d'une sensation très vive de cuisson ; à ce symptôme succède, sur les lèvres, dans les sillons vestibulaires, sur la langue, le palais, les gencives, parfois même l'amygdale et le pharynx, une éruption de taches rouges, et d'abord papuleuses ; puis au centre desquelles apparaît une vésicule transparente, grosse comme un grain de chènevis. Au bout de un ou deux jours, le liquide devient rougeâtre, et la vésicule se rompt, laissant une ulcération superficielle, indurée, à bords rouges, taillés à pic, et à fond tapissé d'un exsudat gris jaunâtre ; fort douloureuse, mais d'un pronostic bénin chez l'adulte. La cicatrisation se fait en une quinzaine de jours.

Traitement. — Lavages antiseptiques, attouchements des ulcérations au salicylate de soude à 1/5, à l'acide chromique, au nitrate d'argent.

Herpès buccal, Aphtes. — Les apthes, confondus autrefois avec l'affection précédente, en sont absolument distinctes, toutes les irritations de la muqueuse peuvent les provoquer ; c'est en somme une forme récidivante d'herpès localisé à la muqueuse buccale.

Muguet. — C'est une maladie parasitaire due à un champignon sur la classification botanique duquel on n'est pas d'accord. On la rencontre plutôt chez les enfants, mais aussi chez les adultes cachectisés, ou atteints de maladies infectieuses graves. La muqueuse buccale devient rouge, sèche ; la langue est rugueuse et chaude, la salive devient acide ; un ou deux jours après apparaissent sur la langue des touffes caractéristiques de mycélium ; blanches, adhérentes à la muqueuse qui saigne quand on les enlève, ces touffes grandissent, deviennent confluentes et forment un enduit épais jaunâtre puis gris sale ; les joues, les lèvres, le voile du palais peuvent être envahis. L'enduit se reproduit tant que la salive est acide. Ces signes s'accompagnent d'une sensation de sécheresse avec impression de corps étranger et dysphagie buccale. Le pronostic bénin en lui-même est au contraire des plus sérieux chez les débilités et les cachectiques, où le muguet passe à bon droit comme signe avant-coureur d'une terminaison fatale.

Traitement. — Lavage de la bouche à l'eau de Vichy, au borate de soude, collutoires boratés. Frictions douces prolongées et répétées des plaques caractéristiques à la liqueur de Van Swieten au moyen d'un linge fin (Parturier).

Ulcérations de la bouche. — Outre celles que nous

avons décrites au cours de certaines affections, quelques ulcérations méritent de retenir l'attention. Le diagnostic peut en être délicat lorsqu'elles sont anciennes ou modifiées par des moyens thérapeutiques.

Ulcérations simples. — D'origine dentaire, produites par un chicot, une arête saillante, une dent en position vicieuse, elles siègent souvent sur la langue et la joue, et se produisent surtout dans les bouches septiques; parfois un appareil de prothèse peut en être la cause. La guérison est rapide par l'extraction du chicot ou le meulage de l'arête tranchante, ou la retouche de l'appareil au point où il porte trop.

Ulcérations tuberculeuses. — Nous en reparlerons à propos de la tuberculose buccale (voir chapitre XXII).

Les *Ulcérations syphilitiques* seront également étudiées plus loin (voir chapitre XXII).

CHAPITRE XX

Maladies de la bouche (suite). — Gencives. — Lèvres et joues. — Palais. — Langue. — Glandes salivaires. — Grenouillettes.

Gencives. — *Liserés.* — Ils constituent simplement la marque, la signature si l'on peut dire, de la saturation de l'organisme par certains agents toxiques. Le *liseré saturnin*, gris bleuâtre, formé par du sulfure de plomb, siège sur la partie mince des gencives au niveau du collet. L'argent, le fer, d'autres métaux encore, peuvent produire un liseré apparent.

Chez les soldats exerçant la profession de mineur, on observe souvent un liseré bleuâtre irrégulier qui constitue un véritable tatouage par pénétration de fines poussières, et qui parfois forme des îlots bleuâtres ou noirâtres en des points quelconques de la gencive.

Nous avons mentionné déja l'*hypertrophie* des gencives à propos de la forme chronique de la stomatite (voir p. 198).

Lèvres et joues. — Les lésions traumatiques (contusions, plaies, brûlures) ou inflammatoires (abcès, furoncles), les ulcérations de diverses natures, simples ou spécifiques (tuberculeuses, syphilitiques, cancéreuses) n'offrent guère ni caractères spéciaux, ni indications particulières de traitement. Nous signalerons seulement que les opérations dentaires ou buccales sont une cause fréquente de traumatisme, généralement sans aucune gravité, mais qu'il ne faut pas moins éviter.

Nous mentionnerons aussi la tuméfaction chronique des lèvres qui se produit parfois chez les scrofuleux ; cette lésion inflammatoire, sorte d'œdème dur, souvent consécutive à des ulcérations chroniques, siège ordinairement à la lèvre supérieure et donne à celle-ci l'apparence d'un groin. Semblable d'aspect, mais différente anatomiquement et étiologiquement, la « macrocheïlie » est une hypertrophie congénitale qui augmente vers la puberté, et dont le traitement sera dans l'excision au bistouri de la lèvre hypertrophiée.

Ectropion muqueux. — Les lèvres sont éversées en dehors et laissent voir un bourrelet de muqueuse ; souvent congénitale, cette affection sera traitée par l'excision du bourrelet saillant.

L'ectropion cicatriciel, le bec de lièvre congénital ou accidentel, nécessitent des autoplasties variant suivant les cas. Leur étude n'a pas sa place dans cet ouvrage.

Palais. — (Voûte et voile).

Les *abcès* résultent soit le plus souvent d'une cause dentaire (arthrite alvéolo-dentaire), soit d'une inoculation septique (arête de poisson, poil de brosse à dent). Le diagnostic en est facile, le traitement doit s'adresser dans le premier cas à la dent coupable, dans le second il sera dans l'incision.

Les *divisions et perforations* méritent surtout d'être mentionnées. Celles du voile, toujours médianes, sont complètes ou incomplètes, ou se bornent à la bifidité de la luette, elles sont ordinairement congénitales. Celles de la voûte peuvent également être congénitales. Mais celles que l'on rencontre dans l'armée sont plutôt accidentelles, traumatiques (plaies par armes à feu) ou pathologiques (nécroses et ulcérations avec élimination d'un sequestre). La cause la plus fréquente est la syphilis (gommes). La respiration, la phonation et la déglutition sont très gênées par suite de la communication avec les fosses nasales. Elles sont d'ailleurs rares chez les hommes du contingent dont l'âge n'est pas encore celui du tertiarisme. Le traitement peut être chirurgical (staphylorraphie, uranoplastie) ou prothétique (application d'un obturateur).

Langue. — Lésions traumatiques. — Elles résultent de causes nombreuses et diverses. Les plus fréquentes sont les *morsures*, au cours de la mastication, dans une chute (enfants), ou au cours d'attaques convulsives (épilepsie); leur gravité est très variable suivant la profondeur de la lésion. Les *ulcérations*, dues à un chicot ou à une dent déviée, s'observent assez souvent. Le traitement sera dans la suppression des causes d'ulcération, la suture en cas de section étendue, l'immobilisation de l'organe, les lavages et gargarismes antiseptiques, l'alimentation liquide.

La plupart des lésions inflammatoires ou *glossites* ne s'observent qu'à un âge plus avancé que celui du soldat; nous citerons pourtant:

La *glossite profonde aiguë ou glossite phlegmoneuse*. Elle succède ordinairement à un traumatisme ou à la piqûre venimeuse d'un insecte (guêpe contenue dans un fruit), ou se produit au cours de certaines maladies infectieuses (érysipèle, variole, fièvre typhoïde).

Le début est ordinairement brusque, la langue se tuméfie en quelques heures soit en totalité, soit en partie (glossite totale, partielle, hemo-glossite). Elle remplit la cavité buccale et fait saillie hors de la bouche. Cette portion saillante, étranglée entre les arcades dentaires, est parfois pâle, parfois au contraire rouge et sèche. Dans la bouche la langue est livide et luisante. La mastication, la déglutition, la phonation même sont souvent gênées. La douleur est vive, les phénomènes généraux parfois très accusés, les ganglions cervicaux, les glandes salivaires s'engorgent secondairement.

La mort peut survenir par asphyxie, mais la résolution est fréquente, elle est parfois annoncée par des phénomènes critiques (urines, sueurs abondantes); la langue reprend alors progressivement son volume antérieur. La suppuration, rare, consiste en un abcès, dont la fluctuation est difficile à percevoir s'il est profond. La terminaison par gangrène est rare. Enfin, si l'affection évolue vers la chronicité il persiste de la macro-glossite (rare).

Traitement. — Il faut faire de l'antisepsie par des lavages, gargarismes et bains de bouche qui calment la douleur. En cas d'asphyxie, la trachéotomie est indiquée. En cas d'abcès, inciser soit sur la langue, soit par la région sus-hyoïdienne, suivant le siège de la collection.

Glandes salivaires. — Lésions traumatiques. — Exceptionnelles aux glandes sous-maxillaires et sublinguales, elles sont rares au niveau de la région parotidienne. La glande parotide vient-elle à être lésée dans une plaie de la joue? qu'il se produit par la plaie un écoulement de salive abondant au moment des repas; si l'écoulement persiste la fistulisation est fréquente; aussi la plaie devra-t-elle être immédiatement suturée.

Corps étrangers. — Ils sont rares, le canal de Wharton est leur siège le plus fréquent (arêtes de poisson, poils de brosses à dents, barbes d'épis). Ils doivent être extraits le plus tôt possible; car leur présence peut donner lieu à des phénomènes de rétention salivaire d'abord, d'inflammation puis de suppuration.

Calculs. — Leur origine est obscure, ils se forment souvent autour d'un corps étranger. Leur siège habituel est dans les canaux de Sténon ou de Wharton, et rarement dans la glande même (sublinguale ou sous-maxillaire). Leur présence s'accompagne de dilatation du canal et d'inflammation chronique de la glande. De temps à autre surviennent des poussées inflammatoires aiguës avec phénomènes douloureux (*coliques salivaires*). Le cathétérisme du canal et la palpation permettent de faire le diagnostic. Ils n'ont pas tendance à l'expulsion spontanée et l'extraction en doit être faite soit par l'orifice du canal, soit par débridement au point où siège le calcul.

Lésions inflammatoires. — Surtout importantes au niveau de la *parotide*, elles sont rares et mal connues pour les glandes *sublinguale* et *sous-maxillaire*.

La *parotidite ourlienne* est trop connue pour nous arrêter.

Parotidite phlegmoneuse. — Cette inflammation est ordinairement consécutive à une infection de voisinage qui envahit la glande par le canal de Sténon (stomatite) ou par contiguïté (furoncle, anthrax); on observe aussi des parotidites au cours de maladies infectieuses (fièvres éruptives, typhoïde, etc.). Les obstacles à l'excrétion salivaire (corps étrangers, calculs), sont fréquemment la cause occasionnelle de la parotidite, et cela de trois manières : 1° par suite de la rétention qu'ils produisent ; 2° la sécrétion salivaire étant à ce niveau diminuée ou tarie, l'absence de son action mécanique favorise l'infection ; 3° si l'on admet le pouvoir chimiotactique positif de la salive (Hugenschmidt), celle-ci étant absente ou moins abondante, la muqueuse buccale se défendra d'autant moins bien.

L'affection débute par des douleurs très vives, irradiées aux régions voisines, accrues par tous les mouvements. La région est gonflée, rouge, tendue et chaude. Le pus met un certain temps à venir se collecter sous la peau, qui s'ulcère et donne issue à des gaz et à des débris fétides. La guérison se fait généralement après trois ou quatre semaines. Mais le pronostic peut être grave dans les affections générales ; il peut l'être également si le pus fusant vers la profondeur, des complications telles qu'otites moyennes, abcès rétro-pharyngiens, ouvertures vasculaires et hémorrhagiques, viennent à se produire. On observe parfois par suite d'oblitération du canal de Wharton, une sous-maxillite analogue à la parotidite qui vient d'être décrite (Ferraton). Cette affection ne doit pas être confondue avec l'adéno-phlegmon sous-maxillaire, non plus qu'avec les inflammations du *plancher*.

Traitement. — Il consiste dans l'antiseptie de la bouche, par un nettoyage soigneux si possible, et par des lavages, gargarismes et bains de bouche ; dans le massage très prudent s'il y a oblitération du canal. Enfin s'il y a lieu le débridement et l'incision de l'abcès.

Fistules salivaires. — Elles résultent de plaies accidentelles ou opératoires, de suppurations, d'ulcérations secondaires à la présence d'un calcul ou d'un corps étranger, de la glande ou du canal excréteur.

L'orifice siège en un point quelconque de la région parotidienne (fistules de la glande parotide) ; ou bien à la joue (fistules du canal de Sténon). L'écoulement de salive (abondant surtout dans les secondes) est exagéré par le contact d'une substance sapide sur la langue.

Les fistules de la glande sont les plus faciles à guérir ; l'occlusion de l'orifice, sa cautérisation peuvent suffire. Celles du canal se traitent soit par occlusion de la fistule et rétablissement de l'ancien canal, ou bien avec création d'un canal artificiel intra-buccal ; soit par ligature en deçà de la fistule pour provoquer l'atrophie de la glande.

Grenouillettes. — On nomme ainsi les tumeurs liquides, enkystées, du plancher de la bouche. Elles sont trop connues pour nous arrêter longtemps. On distingue la *grenouillette sublinguale chronique*, la seule que nous décrirons, et la *grenouillette sus-hyoïdienne* (Delens) siégeant dans la glande sous-maxillaire ou dans un prolongement d'une grenouillette sublinguale. La *grenouillette sublinguale aiguë* qui évolue en quelques heures, est d'une étiologie obscure et très incertaine.

L'étiologie en est fort discutée : Cuneo et Veau en font un kyste mucoïde développé aux dépens des débris épithéliaux restés inclus dans les tissus après la formation de la glande sublinguale. Suzanne l'attribue à une dégénérescence muqueuse des acini de la glande.

Grenouillette sublinguale. — Le début est insidieux et le malade ne se rend compte de l'affection que lorsqu'il en est gêné. La tumeur siège sur le plancher à droite ou à gauche du frein ; nette, circonscrite, elle est arrondie, grosse comme un œuf de pigeon, molle, fluctuante, d'une couleur ambrée, translucide. Elle peut gêner la phonation, la mastication et la déglutition. Généralement, elle finit par se rompre, le kyste se vide, se cicatrise et se reproduit au bout d'un certain temps. Parfois la grenouillette aboutit à la suppuration.

Traitement. — La simple incision amène l'évacuation du contenu du kyste, qui se reproduit. La ponction, suivie d'une injection modificatrice de teinture d'iode ou mieux de chlorure de zinc, est préférable. On peut encore exciser la partie libre de la poche et cautériser sa surface interne au nitrate d'argent. Le meilleur traitement, lorsqu'elle est possible, est dans l'extirpation totale.

CHAPITRE XXI

Maladies des mâchoires. — Lésions traumatiques : Fractures du maxillaire supérieur. — Fractures du maxillaire inférieur. — Luxations. — Lésions inflammatoires : Ostéite suppurée. — Ostéomyélite. — Ostéite hypertrophiante. — Actinomycose. — Nécrose. — Tumeurs.

Fractures. — Au MAXILLAIRE SUPÉRIEUR les fractures sont assez rares, elles peuvent reconnaître une cause directe (chute, choc quelconque, coup de pied de cheval, coup de feu) ou indirecte (par suite d'un choc ayant porté sur le menton ou le crâne).

Il en existe trois variétés : 1° la fracture porte sur une partie limitée de l'os : telles sont les fractures alvéolaires (extraction) ; des apophyses montante ou zygomatique ; les enfoncements de l'apophyse palatine ou du plancher du sinus (refoulement d'une dent).

2° La fracture intéresse une partie notable de l'os ; (traumatismes portant sur plusieurs dents, qui se luxent et provoquent indirectement une fracture plus ou moins étendue (enfoncement par choc violent sur la joue).

3° La fracture s'étend à la totalité du maxillaire, qui peut être séparé de son homologue. L'os peut être en même temps atteint de fractures multiples (cas de

Richer et Smith, écrasement du massif facial contre un

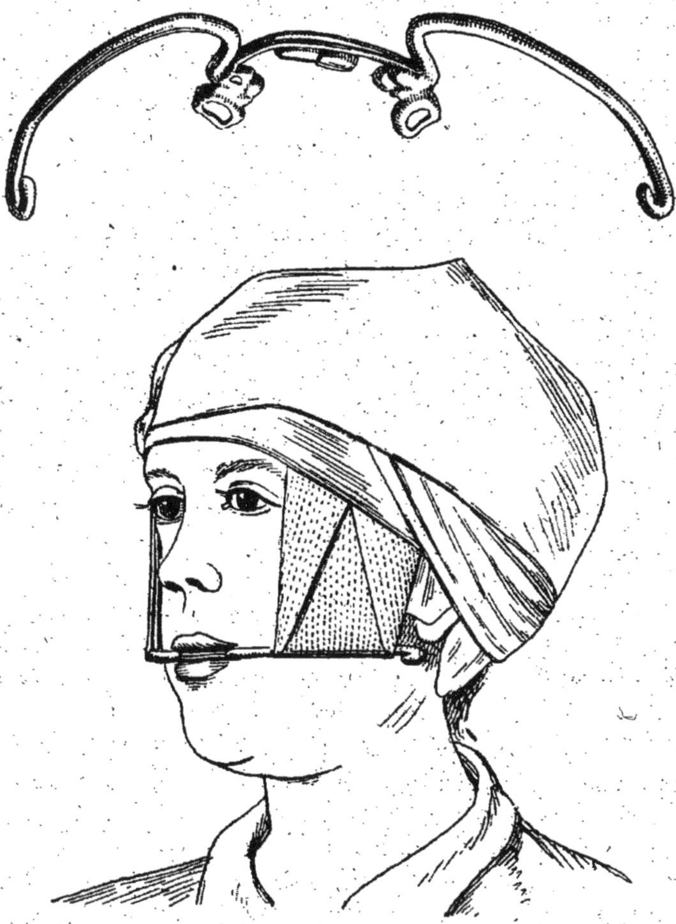

Fig. 44.
Appareil de Richer et Smith.

trottoir, par roues d'automobile). Il peut aussi y avoir

fracture comminutive, véritable éclatement du maxillaire supérieur (coups de feu tirés à bout portant dans la bouche).

Les *symptômes* sont : le gonflement de la joue, l'ecchymose de la peau et de la muqueuse buccale (parfois ecchymose conjonctivale), souvent écoulement de sang par la bouche ou le nez. Puis les signes habituels des fractures : douleur provoquée, déformation, déplacement, mobilité anormale, crépitation ; ils sont parfois difficiles à trouver et doivent être cherchés tant par la joue que par la bouche. On observe parfois de l'anesthésie de la joue, de l'aile du nez et de la lèvre (déchirure du nerf sous-orbitaire).

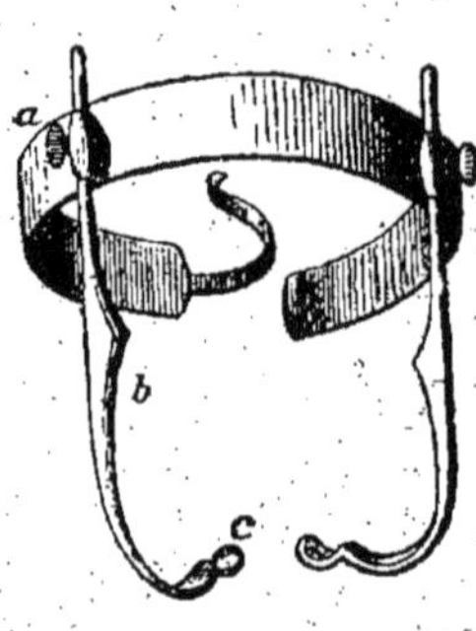

Fig. 45.
Appareil de DE GRAEFE.
(DUPLAY et RECLUS.)

Le *pronostic* varie suivant la gravité des lésions; ordinairement bénin, il peut être grave si la fracture est compliquée et la plaie septique. La consolidation se fait assez rapidement, mais on observe parfois des déformations faciales.

Traitement. — S'il n'y a pas de déplacement, on évite les mouvements, et le maxillaire inférieur, soutenu par une fronde, peut servir d'attelle au supérieur. S'il y a déplacement, on s'efforcera de remettre les fragments en place et de les immobiliser au moyen d'appareils combinés pour chaque cas par l'ingéniosité du prothésiste, et qui varieront, de la simple ligature des dents, à diverses attelles maintenues en position par des liens prenant point d'appui sur le sommet de la tête et le front (appareils de DE GRAEFE, de GOFFRE, de RICHER et SMITH).

Maxillaire inférieur. — Moins rares que les précédentes, elles le sont cependant encore ; elles résultent de causes directes (chutes, coups de pied de cheval, coups de bâton, etc.) ou indirectes ; ces dernières portent généralement sur le corps de l'os, soit en redres-

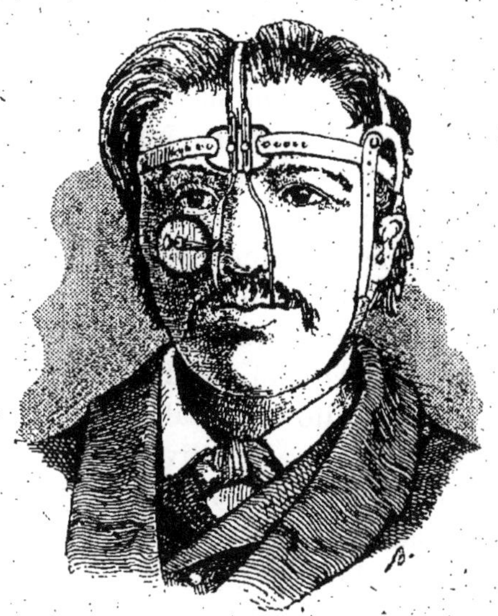

Fig. 46.
Appareil de Goffres (Duplay et Reclus).

sant sa courbure (déflagration d'un coup de feu dans la bouche), soit en la diminuant par pression sur un côté du maxillaire, l'autre reposant sur un plan dur (roues de voiture).

La fracture peut intéresser le rebord alvéolaire, ou le corps, les branches, l'apophyse coronoïde, le col du condyle.

Les fractures des branches sont sans déplacement, grâce au masséter et au ptérygoïdien interne qui maintiennent les fragments. On peut trouver de la douleur au niveau de l'angle, de la mobilité anormale, de la crépitation. L'apophyse coronoïde fracturée est entraînée en haut par le temporal. Le condyle dans les fractures du col est attiré en avant et en dedans par le ptérygoïdien externe.

Les fractures du corps, les moins rares, méritent qu'on s'y arrête ; rarement médianes, parfois bilatérales, leur direction est oblique de haut en bas et d'avant en arrière. Leur siège le plus fréquent est dans la région des canines ou du trou mentonnier. Le fragment antérieur est attiré en bas et le fragment postérieur en haut, par les muscles abaisseurs et élévateurs de la mâchoire. Le déplacement est donc fréquent. Le changement de forme du maxillaire, la mobilité anormale, la crépitation, la douleur, la perte de sang, la salivation, l'ecchymose, feront facilement faire le diagnostic. Le pronostic est bénin, la consolidation a lieu en cinq ou six semaines, à moins de complications.

Traitement. — S'il n'y a pas de déplacement on immobilisera simplement l'os avec une fronde. Mais s'il y a déplacement, on devra réduire la fracture et immobiliser les fragments en bonne position. De nombreux appareils ont été inventés à cet effet. Ils consistent en gouttières moulées sur l'arcade dentaire qu'ils maintiennent en place, fixés qu'ils sont soit au moyen des prolongements sortant de la bouche et permettant de prendre un second point d'appui sous le menton (Kingsley, Martin), soit directement sur les dents par scellement ou par ligature (Martinier). Il a encore été fait des attelles en fil métallique adaptées au contour des collets des dents et fixées par les ligatures (HAMMOND) ; ou des ligatures des dents au moyen du fil d'argent. C. MARTIN maintient les malades dans l'attitude bouche ouverte, au moyen de coins de liège placés entre les fragments postérieurs et la mâchoire

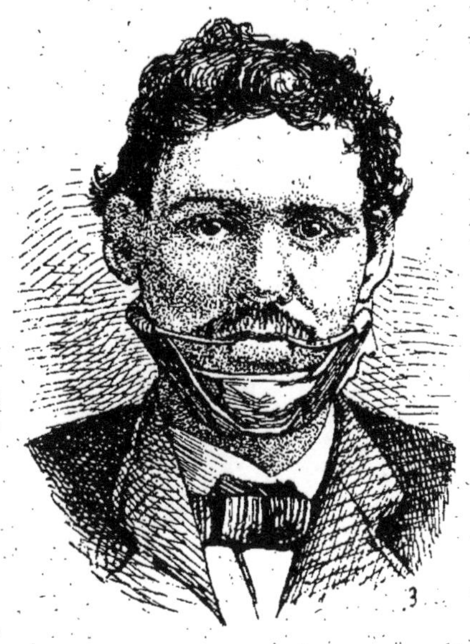

Fig. 47.
Appareil de KINGSLEY (DUPLAY et RECLUS).

supérieure. Dans cette attitude la fracture se réduit spontanément, les actions musculaires étant annihilées. Les fragments sont maintenus par une gouttière dentaire et une mentonnière en caoutchouc reliées par un ressort, les coins ne sont enlevés que pour les repas.

Les premiers appareils employés utilisaient l'articulation entre elles des dents supérieures et infé-

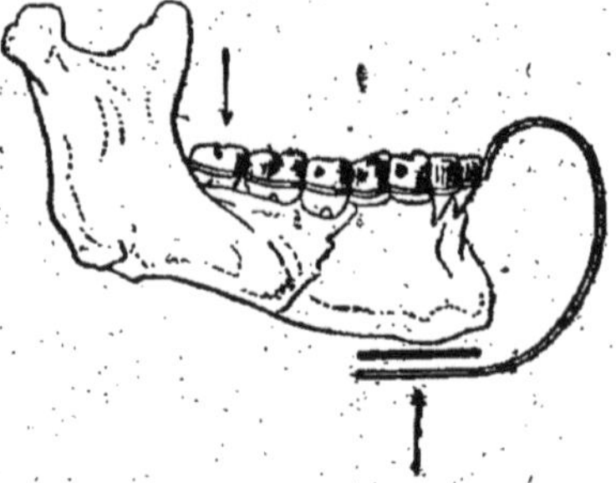

Fig. 48.
Schéma de l'appareil de Martin (Duplay et Reclus).

rieures, la fracture étant réduite, le maxillaire infé-

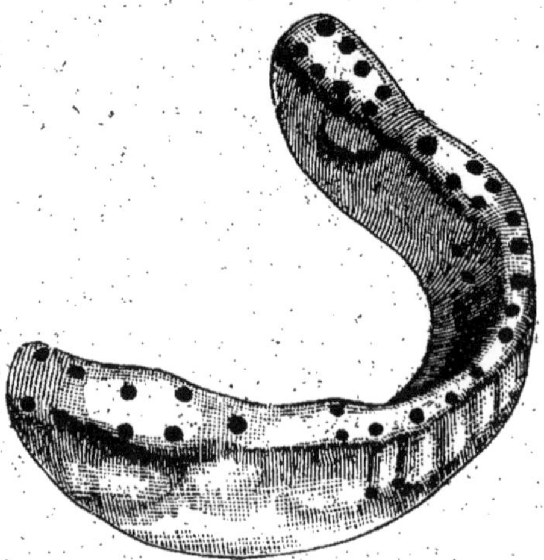

Fig. 49.
Appareil de Martinier.

rieur était maintenu par une fronde, de sorte que le supérieur lui servait d'attelle. Ce procédé avait le grave inconvénient de rendre l'alimentation très difficile [1].

L'ingéniosité du prothésiste s'appliquant à chaque

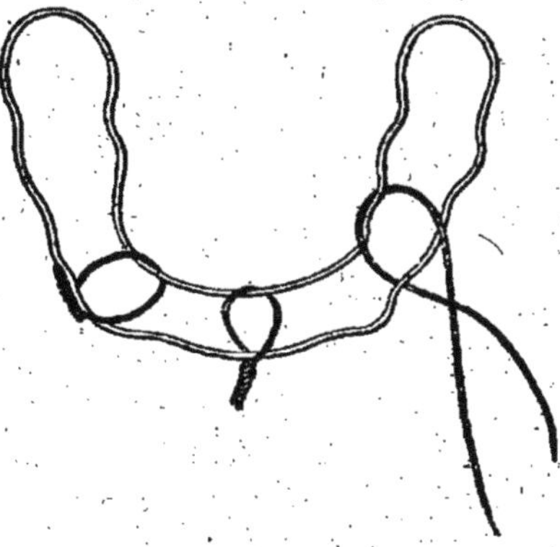

Fig. 50.
Appareil de HAMMOND (DUPLAY et RECLUS).

cas particulier, pourra d'ailleurs varier à l'infini le

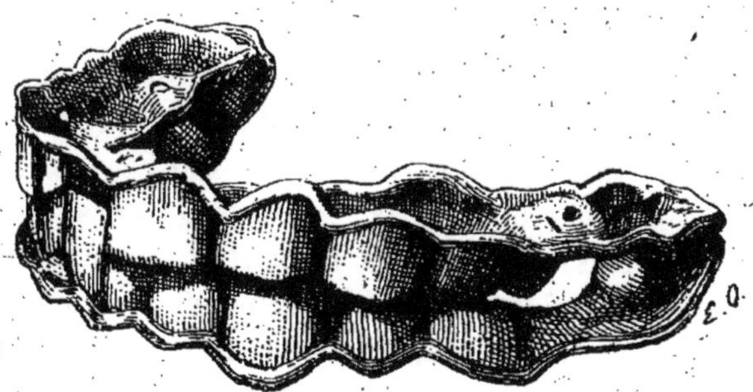

Fig. 51.
Gouttière double en métal (cas personnel).

[1] Il doit être réservé pour des cas spéciaux tels que ceux où le trait de fracture est très voisin de l'angle (cas personnel : gouttières métalliques estampées sur les arcades et soudées dans la position normale d'occlusion).

nombre des appareils construits suivant ces divers principes. Lorsque, pour une cause ou l'autre, on ne pourra pas recourir à l'un de ces appareils, la suture des fragments avec des fils d'argent peut donner d'excellents résultats.

Quelque traitement que l'on emploie, il devra être accompagné d'une antisepsie rigoureuse de la cavité buccale.

La luxation du maxillaire inférieur est trop connue pour qu'il soit besoin de nous y arrêter.

Lésions inflammatoires. — OSTÉITE SUPPURÉE. — Elle peut être produite : 1° par des causes locales (fracture compliquée, éruption vicieuse de la dent de sagesse, arthrite alvéolo-dentaire) ; 2° par des causes générales (fièvres typhoïde et éruptives). Elle peut se limiter au rebord alvéolaire ou s'étendre plus ou moins au corps de l'os, souvent par propagation de la précédente variété.

Les signes sont ceux d'une inflammation aiguë de la région, douleurs, gonflement, œdème, fluctuation, trismus, enfin formation de pus qui se fait jour soit par les alvéoles en provoquant la chute des dents, soit le long du bord inférieur de l'os. Il peut y avoir nécrose et élimination de séquestres plus ou moins volumineux. Parfois décollements étendus et installation de fistules cutanées.

Le pronostic, bénin quand l'affection reste circonscrite au bord alvéolaire, est sérieux au contraire quand elle envahit le corps de l'os ; outre la nécrose qui est de règle, on peut observer des phénomènes généraux et des complications graves (infection purulente, phlébite des sinus dure-mériens).

Traitement. — La première indication est de donner issue au pus en incisant; du côté buccal si le pus fait saillie sous la muqueuse; le plus souvent du côté de la peau; le drainage et les grands lavages antiseptiques compléteront le traitement. Lorsque, et c'est le cas le plus fréquent, l'ostéite est d'origine dentaire, la dent incriminée devra être arrachée, ce qui ouvre au pus une issue, parfois suffisante en cas d'ostéite localisée à l'alvéole.

L'OSTÉOMYÉLITE de la croissance est une variété d'ostéite suppurée, à marche aiguë et de cause infectieuse. Le maxillaire inférieur parmi les os plats y serait particulièrement exposé, d'après LANNELONGUE.

La lésion, généralement unilatérale, entraîne parfois une nécrose étendue.

Ostéite hypertrophiante. — D'origine inflammatoire, elle est caractérisée par des dépôts osseux de nouvelle formation, à la surface de l'os. L'inclusion anormale d'une dent, de la dent de sagesse surtout, en est fréquemment la cause. Il en résulte des douleurs sourdes, avec exaspérations intermittentes, et après quelque temps l'apparition d'une tumeur indurée. L'absence d'une dent sur l'arcade aidera au diagnostic, et dans ce cas le seul traitement sera dans l'extirpation de la dent par trépanation de l'os; souvent par la voie *cutanée*.

A côté de l'hypertrophie de cause locale, il faut mentionner l'ostéite hypertrophiante rhumatismale.

Actinomycose des maxillaires. — L'*actinomyces bovis* semble s'introduire ordinairement par une plaie de la muqueuse, par la cavité d'une carie, par une fistule, par une lésion gingivale au niveau du collet. Le mâchonnement de brins de paille d'avoine ou d'orge sur lesquels se développe le parasite, serait l'origine première de l'affection. Le maxillaire inférieur est le plus souvent atteint.

La maladie débute généralement au niveau de l'angle du maxillaire par une tuméfaction dure, indolore, faisant corps avec l'os, mal délimitée et saillante sous la muqueuse ou la peau, d'un rouge violâtre qui, sans qu'il y ait eu de fièvre, s'ulcère en un ou plusieurs points pour donner issue au pus, de consistance variable, qui contient les grains jaunes caractéristiques, lesquels souvent permettent seuls un diagnostic ferme ; c'est le microscope qui lèvera tous les doutes.

D'autres fois, le début est comparable à celui d'un phlegmon subaigu; avec la fièvre apparaît un gonflement mou qui devient rouge et dont l'incision laisse passer du pus renfermant des grains jaunes.

Le pronostic est sérieux, les destructions osseuses avec nécrose peuvent être étendues. Des infections secondaires graves peuvent compliquer l'affection. L'actinomycose peut gagner d'autres organes, notamment le poumon. Enfin, même localisée, elle laisse souvent comme traces des fistules et des cicatrices étendues qui défigurent le malade.

Traitement. — Iodure de potassium (3 à 5 grammes *pro die*) à l'intérieur. Extraction préalable des dents cariées. Excision si possible des tumeurs, ou grattage et curettage des foyers, avec ouverture des fistules; ablation des séquestres; cautérisation au thermo-cautère, flambage de la plaie (Felizet) à l'iodoforme pour produire de l'iode naissant; enfin, bourrage à l'iodoforme et à la gaze iodoformée.

Nécrose des maxillaires. — La nécrose est l'aboutissant fréquent de plusieurs des affections inflammatoires que nous avons décrites. Elle peut être de nature traumatique et succéder à une fracture, dans laquelle un fragment osseux a été isolé de toutes connexions périostiques et vasculaires ; mais le plus souvent le foyer de fracture a été infecté et la nécrose est d'origine inflammatoire. Parfois la *nécrose alvéolaire* est consécutive à la fusée le long du collet de l'acide arsénieux d'un pansement dentaire. L'affection est très douloureuse, elle donne pendant longtemps des signes d'arthrite, l'élimination du séquestre se fait lentement et la suppuration n'est pas abondante.

L'arthrite alvéolo-dentaire, l'évolution vicieuse de la dent de sagesse, la stomatite (gingivite) sous ses diverses formes, l'infection alvéolaire consécutive à une extraction, les lésions inflammatoires des maxillaires, la syphilis, la tuberculose, sont autant de causes de nécrose[1].

Celle-ci peut d'ailleurs, principalement lorsqu'elle est de cause dentaire, rester localisée à une paroi d'alvéole ou bien à un ou deux alvéoles. Elle est plus fréquente au maxillaire inférieur qu'au supérieur. Lorsqu'elle ne reste pas limitée elle peut frapper tout ou partie du corps ou la totalité de l'os, quoiqu'elle se limite le plus souvent à un demi-maxillaire. Si bien que l'on peut prédire au malade, presque à coup sûr, que la ligne médiane ne sera pas dépassée en avant, et qu'il conservera les dents du côté opposé. Son siège de prédilection est l'angle, ainsi que les régions voisines de la branche montante et de la branche horizontale.

[1] La nécrose phosphorée n'entre pas dans le cadre de cet ouvrage.

Lorsque l'élimination a été rapide le séquestre sera lisse et d'apparence normale; il est au contraire rugueux, érodé, comme résorbé par endroits, spongieux, lorsqu'elle succède à une suppuration prolongée.

Symptômes. — Au début ce sont ceux de l'affection causale et de l'ostéite. Lorsque la nécrose est limitée à l'alvéole, le pus s'en écoule, ou sort par des fistules ; la sonde introduite par l'alvéole ou les fistules donne en un point la sensation spéciale d'os dénudé; le séquestre finit par se délimiter et s'il ne s'élimine spontanément, sa mobilité permet de l'enlever par l'alvéole resté ouvert.

Si la nécrose est plus étendue, il peut se créer un point de moindre résistance qui se fracturera à la première occasion. Lorsque l'ostéite évolue vers la nécrose, apparaît un gonflement considérable de la joue, lequel s'étend vers la région parotidienne et sus-hyoïdienne; le pus très fétide se met à sourdre, de plus en plus abondant, par les collets des dents, des séquestres alvéolaires s'éliminent et les dents, de jour en jour plus mobiles à mesure que leur ligament disparaît et que leur alvéole se détruit, sont éliminées aussi et cueillies l'une après l'autre; elles présentent des racines entièrement lisses et dénudées ; ou bien il se forme des fistules cutanées par où le pus s'écoule. Le trismus est plus ou moins prononcé, l'os est comme épaissi, le périoste est décollé ; par les fistules, mais surtout par les alvéoles restés vides, une sonde permet de percevoir la sensation d'os dénudé et nécrosé. Lorsqu'arrive la période d'élimination, des séquestres plus ou moins volumineux se mobilisent et sortent spontanément ou à l'aide d'une pince ; enfin, le séquestre principal est expulsé. Si l'affection porte sur le maxillaire supérieur il peut y avoir perforation de la voûte, ou élimination du plancher osseux de l'antre, ce qui n'entraîne pas fatalement l'ouverture du sinus, car le plancher fibro-muqueux, très résistant à l'inflammation, conserve souvent son intégrité.

Marche. — Elle est toujours chronique, le séquestre n'est éliminé qu'après trois ou quatre mois, souvent beaucoup plus. Il peut y avoir des complications graves telles que septicémie, érysipèle, phlébite des sinus de la dure-mère. Ou bien l'organisme peut être cachectisé par une suppuration trop prolongée.

La guérison est pourtant la terminaison habituelle, parfois avec une déformation considérable, la régénération osseuse n'étant que partielle. Après la nécrose de la portion alvéolaire du maxillaire inférieur, l'os nouveau formé par le périoste des faces latérales réuni au bord inférieur prend la forme d'une gouttière ouverte en haut.

Lorsque la nécrose est totale, l'os régénéré, moins long et moins haut que l'ancien, est aussi moins convexe, par suite de la traction sur la bande fibreuse périostique des muscles génio-hyoïdien et digastrique qui y ont conservé leurs insertions.

Il peut arriver aussi que toute régénération fasse défaut, et c'est une règle pour le maxillaire supérieur, sauf parfois pour la voûte palatine; quant au corps de l'os, sa régénération n'est représentée que par quelques tractus fibreux avec de rares incrustations osseuses.

Traitement. — Tant que le séquestre n'est pas mobile on se gardera d'y toucher, car on en ignore les limites et de plus il sert de guide, d'attelle à la régénération osseuse; on fera l'antisepsie de la bouche par de grands lavages et des gargarismes; s'il est nécessaire, on assurera l'écoulement du pus en incisant, de préférence et si cela peut suffire, du côté de la bouche.

Dès que le séquestre est mobile, il faut l'enlever, autant que possible par la bouche, pour éviter une large cicatrice et ne pas léser soit le périoste, soit l'os néo-formé. Sinon, l'extraction aura lieu par voie cutanée, mais pour respecter la gaine osseuse nouvelle, pour épargner au malade une cicatrice étendue et un travail de réparation prolongée et pour ne pas augmenter les difficultés déjà grandes de la prothèse, on évitera les grandes balafres et l'on fragmentera le séquestre que l'on retirera morceau par morceau, par une fistule, débridée s'il le faut, ou par une incision aussi peu étendue que possible. HELLER[1] conseille une incision basse pour éviter les adhérences des téguments avec la région du maxillaire enlevé et remplacé par la pièce prothétique. Il incise au niveau de l'os hyoïde, parallèlement au bord inférieur du maxillaire, et recommande de conserver la plus grande quantité de muqueuse buccale pour tapisser la cavité cruentée et isoler la pièce de prothèse de cette cavité.

Il faudra veiller avec soin, surtout chez un malade très affaibli, à ne pas léser dans l'incision la glande parotide ou le canal de Sténon, car l'écoulement continu de salive serait encore une cause d'épuisement.

Après l'extraction, les mesures antiseptiques déjà prises seront continuées, en même temps que les plaies seront pansées.

Dans le cas de nécrose étendue la cicatrisation devra souvent être guidée par un appareil de prothèse immédiate, qui empêchera aussi la déviation des fragments restants, et dans tous les cas, lorsqu'elle sera

[1] Voir *Journal de Chirurgie*, n° 3, juin 1908, p. 230.

terminée, les déformations et troubles fonctionnels seront corrigés par la prothèse. De semblables appareils ne comportent pas de règles fixes, ils seront construits suivant les indications de chaque cas spécial par la science et l'ingéniosité du prothésiste.

Tumeurs des maxillaires d'origine non dentaire. — Le maxillaire peut être le point de départ de diverses sortes de tumeurs : *ostéomes, chondromes, fibromes, sarcomes, épithéliomes, carcinomes.* Les sarcomes sont les plus fréquentes, surtout chez les sujets jeunes. Nous nous bornerons à décrire brièvement l'épulis.

ÉPULIS. — Ce sont des tumeurs que l'on rencontre au niveau des gencives, surtout au maxillaire inférieur ; elles sont d'origine osseuse, alvéolaire ; ce sont quelquefois des fibromes (*épulis fibreuses*), ordinairement des ostéo-sarcomes à myéloplaxes. Leur point d'implantation n'est pas déterminé : elles naîtraient aux dépens du périoste et au niveau du collet (SALTER) ; au fond de l'alvéole d'où elles repousseraient la dent (MAGITOT). CORNIL et RANVIER les font naître aux dépens de la moelle osseuse.

Symptômes. — La tumeur est rouge lisse, parfois pédiculée, grosse comme un pois ou un haricot ; elle s'implante au fond d'une alvéole vide, ou sur la gencive entre deux dents. Parfois elle est exclusivement intra-alvéolaire, et tant qu'elle n'est pas sortie, sa présence n'est indiquée que par des douleurs sourdes et une sensation vague et profonde de tension.

Le *pronostic* n'est pas grave. Le *traitement* sera dans l'excision complète, comprenant la résection du point d'implantation osseuse. Il sera prudent, pour éviter la récidive, de curetter avec soin ou de cautériser largement le point d'implantation.

Ostéomes (exostoses). — Ils peuvent être d'origine traumatique, syphilitique, ou provenir d'une irritation d'origine inflammatoire.

CHAPITRE XXII

Influence des affections bucco-dentaires sur le reste de l'économie et inversement des affections générales sur la bouche. — Tuberculose et bouche. — Syphilis et bouche.

Avant de terminer cette rapide étude de la pathologie bucco-dentaire du soldat, nous insisterons sur l'impossibilité qu'il y a, à quelque point de vue qu'on se place, de séparer idéalement la bouche du reste de l'organisme.

Les affections bucco-dentaires peuvent avoir diverses répercussions ; c'est ainsi que certains *dyspeptiques* persistent à avoir du ballonnement du ventre, des éructations, du pyrosis, de la congestion de la face, une sensation de gêne, de vertige, d'assoupissement après le repas ; lors même qu'ils se sont soumis à des médications nombreuses et variées et que ces signes cèdent rapidement au traitement complet de la bouche : désinfection, extractions et obturations nécessaires, au besoin application d'une prothèse. Et cela est encore vrai pour d'autres affections digestives, c'est ainsi que nous avons observé un malade atteint depuis des années de colite muco-membraneuse, chez lequel le traitement approprié n'a donné de résultats qu'après la mise en état d'une bouche qui n'avait jamais été soignée et l'application d'une prothèse. Ces accidents très fréquents sont dus à une cause *d'ordre mécanique* : l'impossibilité d'une mastication normale.

Chez d'autres malades, par suite de la déglutition continue de pus et de produits septiques (abcès alvéolaires, fistules, infections gingivales autour des chicots, stomatite, etc.), *l'infection buccale devient une cause d'infection gastrique et d'intoxication générale ;* et cela se traduit soit par de l'embarras gastrique, de la gastrite avec crises de gastralgie et anémie consécutive ; soit par des signes de septicémie chronique avec symptômes digestifs (Galippe, Hunter, J. Tellier). Les malades ont de l'anorexie, un dégoût croissant pour les aliments. Ils maigrissent, prennent un teint plombé, ont des vomissements et de la diarrhée. Il s'agit alors d'une cause *infectieuse* qui s'ajoute à la précédente. Là encore, la mise en état de la bouche constitue le traitement nécessaire et souvent suffisant.

Dans un autre ordre d'idées, nous savons que les maladies de la bouche peuvent produire divers *accidents nerveux* et avoir leur retentissement oculaire ou auriculaire, et nous avons mentionné la part des irritations gingivo-dentaires et buccales dans l'origine de certaines *réactions organiques*, et la genèse de troubles trophiques réflexes tels que la pelade.

Enfin, toutes les affections inflammatoires et surtout suppuratives qui évoluent dans la bouche peuvent, nous le savons, engendrer des *complications de voisinage ;* c'est ainsi que se produisent les infections sinusiennes, nasales, oculaires (phlegmon de l'orbite, phlébite de la veine ophtalmique ; même la phlébite des sinus dure-mériens) et auriculaires; ou qu'on observe fréquemment des angines consécutives à l'évolution des dents de sagesse.

A plus forte raison peut-on observer *des affections générales d'ordre septique*: l'arthrite suppurée, l'abcès alvéolaire, la stomatite, l'évolution vicieuse de la dent de sagesse, s'accompagnent souvent d'un mouvement fébrile ; ces mêmes affections ont leurs complications, le phlegmon du plancher, la nécrose, peuvent entraîner de graves phénomènes généraux : état gastrique, adynamie, troubles profonds de la nutrition, intoxication générale, septicémie.

Inversement, si l'état de la bouche peut retentir sur tout l'organisme, on peut y constater l'*influence de l'état général* et des diverses maladies qui y laissent comme un reflet.

La constitution, l'âge, le sexe, les conditions d'hygiène générale, toutes les maladies aiguës ou chroniques diminuant la résistance de l'organisme ont nous le savons, un rôle dans l'étiologie de la carie. L'état général peut modifier le chimisme salivaire et le pouvoir chimiotactique, ce qui favorise dans la bouche le développement des germes septiques. Sous l'influence des *maladies infectieuses* et de toutes les causes capables de débiliter l'organisme, on constate parfois l'apparition de la stomatite idiopathique, ou de l'arthrite alvéolo-dentaire. Les *intoxications* (mercure, phosphore, arsenic, iode, etc.) retentissent aussi, nous l'avons vu dans l'étude de la stomatite.

Beaucoup de maladies infectieuses ont d'ailleurs leurs localisations buccales, toutes les stomatites symptomatiques en sont la preuve (*muguet*, fièvre *aphteuse*). De même l'arthrite alvéolo-dentaire d'origine grippale ou rhumatismale; ou encore la localisation parotidienne de la fièvre ourlienne.

Deux maladies méritent par leurs manifestations buccales une mention particulière, ce son la *tuberculose* et surtout la *syphilis*.

Tuberculose buccale. — Ses principales manifestations sont : l'*ulcération*, le *lupus*, l'*abcès*, l'*ostéite* et l'*adénite*.

Les *ulcérations* s'observent par ordre de fréquence sur la langue, les lèvres, les gencives, les joues, le palais.

A la *langue*, l'ulcération siège généralement aux bords ou à la pointe ; ordinairement unique, les bords irréguliers, dentelés ou déchiquetés en sont nettement découpés, rouges et boursouflés ; le fond mamelonné, pâle et grisâtre, anfractueux, est recouvert de débris caséeux.

Autour de l'ulcère et le précédant généralement, on aperçoit un semis de points jaunâtres, qui ne sont autres que des granulations tuberculeuses. Cet aspect classique peut être modifié par les causes les plus diverses; la présence d'adénites, d'autres lésions tuberculeuses, de bacilles dans les produits de raclage, aideront au diagnostic.

Mêmes caractères généraux aux *joues* et aux *lèvres*, mais les bords ne sont pas nets et se confondent avec la muqueuse.

Très rebelles à la guérison, ces lésions ont tendance à s'étendre en surface; elles sont surtout gênantes et douloureuses à la langue. Elles se produisent soit chez des tuberculeux à manifestations pulmonaires ou locales; soit chez des individus sains, par inoculation, ou apport par la voie sanguine de bacilles d'origine endogène ou exogène. Il y a généralement de l'adénite sous-maxillaire ou cervicale en même temps que les ulcérations. Quant au *traitement*, il sera surtout général et accompagné des mesures habituelles d'antisepsie buccale, avec cautérisations locales.

Le *lupus* est très rare à la langue; lorsqu'il envahit la bouche, il est exceptionnellement primitif et résulte le plus souvent d'une propagation d'un lupus de la face. La muqueuse, simplement violacée au début, devient granuleuse, mûriforme, couverte de granulations miliaires. Après quelque temps se forment des ulcérations rouges à fond granuleux, à bords mal délimités ; le lupus évolue lentement, il est ordinairement indolore et ne s'accompagne pas d'adénopathies. La guérison n'est pas rare, comme pour les ulcérations.

Abcès froids. — Ils siègent à la partie moyenne de la langue et constituent les gommes tuberculeuses. Ils s'installent insidieusement et leur présence se revèle par une tuméfaction limitée, de la grosseur d'une noisette ou d'une noix, peu douloureuse, entravant les fonctions de la langue ; dure au début, puis peu à peu fluctuante, pour finir par s'ouvrir spontanément, en donnant issue à du pus, et laissant souvent une fistule.

L'*ostéite tuberculeuse* siège de préférence au maxillaire inférieur. Son évolution est lente. Il se produit une tuméfaction douloureuse de l'os et des parties molles, puis on voit se former des abcès avec fistules s'ouvrant dans la bouche, au cou, sur la joue. Parfois cependant la tuméfaction diminue, et petit à petit, tout rentre dans l'ordre.

L'*adénite*, généralement sous-maxillaire, parfois prémasséterine, ou parotidienne et mastoïdienne, existe ouvent en même temps que les ulcérations, l'abcès froid ou l'ostéite; mais elle est très fréquente en dehors de toute tuberculose buccale, et reconnaît une origine dentaire (infection par carie pénétrante) ou résulte d'une ulcération quelconque de la bouche et des gencives. On la rencontre surtout chez les prédisposés, scrofuleux et bacillaires; le bacille spécifique se localise alors sur des ganglions que l'infection banale y a pour ainsi dire préparés. Mais chez les sujets sains on peut se demander si l'infection bacillaire n'a pas emprunté la voie radiculo-dentaire.

Ces adénites, essentiellement chroniques, suppurent parfois et produisent des abcès froids et des fistules.

Syphilis buccale. — La bouche du syphilitique mérite une attention particulière; d'abord à cause de la prédilection toute spéciale qu'ont pour la bouche les diverses manifestations de cette maladie; ensuite à cause de l'irritation qu'y peut produire l'élimination du mercure par les glandes salivaires. Aussi ne saurait-on trop insister sur la nécessité chez le syphilitique, de la mise en état et des soins des dents et de la muqueuse. Surtout avant un traitement mercuriel, on devra extraire tous les chicots, enlever le tartre, meuler les aspérités capables d'irriter la muqueuse et soigner les dents restantes. En outre le patient devra s'astreindre à une propreté rigoureuse, et à une antisepsie constante du milieu buccal, et s'abstenir de toutes les causes d'irritation (tabac, épices, alcool).

Le *chancre de la bouche* n'est pas rare, il siège par ordre de fréquence aux lèvres, sur la langue et sur les amygdales, il s'accompagne d'adénopathie satellite; nous n'énumérerons pas les nombreux modes de contagion.

Les *accidents secondaires buccaux* sont très habituels : les *plaques muqueuses* se produisent surtout chez les fumeurs, elles peuvent siéger sur toute la bouche, mais surtout à l'amygdale, à la langue, aux lèvres et aux points chroniquement irrités ; les types en sont divers : le plus fréquent est le *type érosif* ; les *syphilides ulcéreuses* sont assez communes, mais les *syphilides papulo-érosives* et *papulo hypertrophiques* sont rares. Sur la langue, elles revêtent parfois l'aspect dit « fauché en prairie ».

Les *accidents tertiaires*, lorsqu'ils éclatent dans la bouche, siègent par ordre de fréquence sur le palais, la langue, les lèvres.

Au *palais*, le plus souvent les gommes sont médianes et diffuses. Le voile est épaissi, luisant, rouge violet ; l'évolution est indolore. Il se produit un beau jour une ulcération, puis une perforation qui ne tarde pas à s'agrandir. Ou bien le processus d'ostéite et de nécrose ayant détruit le palais osseux, la muqueuse, sans support, tendue dans le vide finit par crever sous l'influence d'un traumatisme quelconque, souvent très léger. L'orifice arrondi, est plus ou moins grand, sa présence devient un obstacle à la phonation et à la déglutition ; elle nécessite l'établissement d'une prothèse obturatrice lorsqu'elle est trop étendue pour être traitée chirurgicalement ; cette prothèse, souvent très délicate, surtout en ce qui concerne le palais membraneux, arrive cependant à rétablir parfaitement les fonctions compromises.

A la *langue* et aux *lèvres*, le tertiarisme revêt les formes scléreuse ou gommeuse.

Dans la *glossite scléreuse* l'organe est tuméfié, profondément induré, creusé de sillons, il a l'aspect dit

« parqueté ». Cette forme essentiellement chronique est fort grave, elle se montre de préférence chez les fumeurs.

Les *gommes* peuvent être superficielles ou profondes lorsqu'elles s'ulcèrent elles deviennent douloureuses, et l'ulcération est entretenue par toutes les causes d'irritation et d'infection. Leur pronostic est bénin, la cicatrisation se fait sous l'influence du traitement, laissant subsister une cicatrice indélébile.

Aux *lèvres* l'infiltration est parfois diffuse (syphilome hypertrophique diffus).

Du côté des os les accidents consistent en *exostoses* siégeant soit au palais, soit le plus souvent au maxillaire inférieur (périostose) ; et en *ostéo-périostite* consécutive à l'infiltration gommeuse. Cette dernière lésion siège fréquemment au maxillaire supérieur, nous venons de voir qu'elle a souvent pour conséquence la perforation de sa portion palatine.

Au *maxillaire inférieur* il peut y avoir des *gommes circonscrites* dans la région de l'angle, elles s'ouvrent sur la peau ou vers la muqueuse ; ou encore, de l'*infiltration diffuse* dont les conséquences peuvent être l'ostéite avec élimination des dents, et nécrose plus ou moins étendue, que nous avons étudiée (v. page 223). La marche en est essentiellement chronique, il peut se produire par la voie buccale des infections secondaires occasionnant des accidents aigus tels que phlegmon diffus, et qui entretiennent pendant de longs mois une suppuration fétide.

Comme *conséquences éloignées* de la syphilis, les affections parasyphilitiques s'attaquent encore à la bouche. Mentionnons en passant les *perforations tabétiques*. Mais la plus intéressante est sans contredit la *leucoplasie buccale*, à laquelle on tend de plus en plus à reconnaître une origine exclusivement syphilitique. Elle survient sous l'influenee d'irritations locales produites par un traumatisme répété, dû à une épine dentaire, au simple vide laissé par une extraction et où vient s'éroder la langue, à un appareil prothétique; on a voulu aussi attribuer une influence aux obturations métalliques. Mais la cause principale, sinon unique, qui chez le syphilitique provoque la leucoplasie est le tabac (communication de Fournier à l'Académie); et l'on sait que le cancer de la langue apparaît presque uniquement à la suite de la leucoplasie.

Cette rapide revue confirme ce que nous disions à son début : savoir que la bouche doit être l'objet d'une attention particulière et des soins les plus minutieux chez le syphilitique; et qu'en particulier, *le tabac* doit être complètement et définitivement interdit à tout individu en puissance de vérole.

CHAPITRE XXIII

Notions de prothèse [1]. — Utilité de la prothèse dentaire. — Son emploi dans l'armée. — Opérations préliminaires. — Prise de l'empreinte. — Articulation. — Montage. — Vulcanisation. — Ce que coûte la prothèse.

La prothèse dentaire se propose, en remplaçant artificiellement des dents naturelles absentes, de rétablir d'une façon aussi parfaite que possible, les fonctions de celles-ci; et particulièrement en tant qu'elles contribuent à la mastication, à la phonation, ou à l'esthétique de la face. Elle est le complément naturel de la mise en état d'une bouche, lorsqu'après les soins et extractions, le nombre des dents restantes ne suffit pas à assurer la mastication ; ou lorsque l'absence de dents est visible et disgracieuse. Cette considération n'est que secondaire dans le milieu militaire, à moins qu'il ne s'agisse de soldats de carrière, ou que la perte des dents ne soit imputable au service. Mais le rétablisse-

[1] Ce chapitre n'a point pour but d'enseigner à exécuter la prothèse, mais simplement de faire comprendre ce travail spécial en indiquant ses grandes lignes. Les prothèses compliquées et les restaurations chirurgicales n'ont point leur place ici, malgré leur puissant intérêt.

ment de la mastication est d'une importance primordiale ; et il est à souhaiter que sous ce rapport, l'usage de la prothèse se généralise dans l'armée, afin de permettre d'éviter de nombreuses dispenses, réformes, ou affectations au service auxiliaire ; un pareil desideratum ne peut être satisfait que si l'on arrive à établir une prothèse solide, simple et peu coûteuse.

Diverses objections ont été faites à cette opinion ; deux seulement méritent d'être réfutées.

1° On a prétexté l'inaptitude à faire campagne des porteurs de prothèse dentaire ; cette objection n'est pas fondée. Les appareils devront sans doute être très robustes, dans certains cas même on pourrait en délivrer un de rechange, mais on ne peut soutenir sérieusement qu'un homme muni de fausses dents soit moins apte à combattre qu'un myope pourvu de lunettes ou qu'un hernieux avec son bandage. Ils le seront même beaucoup plus, car si le myope perd ou brise ses lunettes, incapable de viser correctement, il devient une non-valeur au point de vue du combat. Quant au hernieux, la perte de son bandage l'expose à des accidents parfois très graves et peut le mettre hors d'état de continuer la campagne. Pour l'édenté, rien de semblable ; s'il perd ou brise son appareil qui, moins exposé et plus solide, court moins de risque que celui du myope, il en sera certes gêné, et il en pourra même souffrir à la longue, mais il continuera à tenir sa place dans le rang.

Quand même on ne distribuerait pas ces appareils d'une façon courante, il faut bien penser qu'un nombre énorme de militaires professionnels ou de réservistes partirait avec de fausses dents ; et personne n'a été jusqu'à soutenir qu'il faille éliminer tous ces combattants.

2° La deuxième raison invoquée semble au premier abord être plus valable. « On ne peut, dit-elle, dans l'armée, sans engager de fortes dépenses, distribuer des appareils de prothèse dentaire, car chacun sait combien ils sont coûteux. »

Cela serait exact si l'on voulait faire exécuter la prothèse chez des praticiens civils ; mais en créant des laboratoires militaires, et en utilisant pendant leur service les mécaniciens-dentistes ; la main-d'œuvre ne coûtant rien, la seule dépense sera celle de matière première qui n'est pas du tout élevée ; surtout si l'on se borne strictement à délivrer les appareils nécessaires à la mastication, en refusant résolument ceux qui n'ont qu'un but esthétique ou de satisfaction personnelle ; sauf aux soldats professionnels et aux militaires chez lesquels la perte des dents est imputable au service.

Le choix judicieux des matériaux employés permet de faire à très bas prix des appareils réunissant toutes les qualités d'esthétique et de solidité ; en n'employant des dents en porcelaines à crampons de platine que là où elles sont indispensables, en se servant le plus possible des dents dites « diatoriques », très peu coûteuses ; en construisant au besoin des appareils où toutes les dents antérieures seront en porcelaine, mais où les autres dents absentes seront remplacées par de simples surfaces masticatrices en caoutchouc ; ou même des appareils tout en caoutchouc dits *masticateurs*[1], sans aucune dent de porcelaine, on arrivera à un prix de

[1] Un appareil de ce genre suffira parfaitement à permettre à l'homme de s'alimenter, il n'est, de plus, nullement fragile, son prix de revient est infime (0 fr. 50 à 1 franc). C'est, croyons-nous, dans ce sens, que la prothèse est appelée à devenir dans l'armée d'un usage courant.

revient des plus minime qui, hors les cas spéciaux, oscillera en moyenne pour la prothèse courante entre 1 franc et 1 fr. 50 par dent remplacée, suivant qu'il y aura ou non des crochets en or ; et qui se réduira à quelques sous (1 franc environ par appareil) si l'on se contente de faire des masticateurs. Le laboratoire de prothèse du Val-de-Grâce (organisé en 1907) exécute journellement de semblables appareils.

Il est donc possible, moyennant une dépense des plus faible, d'éviter l'élimination de beaucoup de conscrits, ou la réforme de beaucoup de soldats. Ne vaut-il pas la peine, pour avoir un combattant de plus, d'y consacrer une somme aussi minime ?

Opérations préliminaires. — Avant toute prothèse la bouche doit être remise en état par les obturations et extractions nécessaires, par les soins des gencives ou de la muqueuse s'il y a lieu. On peut soigner et obturer les racines qui n'ont plus de couronne, les égaliser à la meule et les conserver sous l'appareil. Cette pratique est souvent indiquée dans le milieu civil, soit que le malade ne veuille pas accepter l'extraction, soit pour des raisons esthétiques, afin d'éviter la résorption alvéolaire consécutive. Nous y sommes opposé dans l'armée, car cela rend la prothèse plus difficile à exécuter et plus fragile. Il y a là, de plus, une cause fréquente d'inflammation des gencives dans une bouche négligée ; on devra donc adopter comme règle, l'extraction de toute mauvaise racine.

Lorsque la bouche est mise en état, et les extractions terminées, il faut attendre un certain laps de temps que la gencive soit cicatrisée et que la résorption alvéolaire consécutive se soit faite. L'idéal serait d'appliquer, quinze jours après les extractions, un premier appareil provisoire qui restaure les fonctions des dents, hâte et dirige la cicatrisation osseuse ; suivant l'état de celle-ci, un appareil définitif sera posé six ou mieux neuf mois après. On n'en peut user ainsi avec les soldats ; aussi faut-il prendre un moyen terme, et suivant le nombre et la nature des extractions, on fera la prothèse dans un délai variant de un à quatre mois environ, dès que les gencives seront assez cicatrisées et les alvéoles suffisamment résorbés pour qu'on n'ait plus à craindre un changement trop sensible dans la forme des parties supportant l'appareil.

On procédera alors à la PRISE DE L'EMPREINTE, c'est-à-dire d'un moulage exact de la mâchoire. Deux substances sont employées couramment : les *compositions* à empreinte (stents, godiva, etc.) à base de cire, résine et gutta-percha, et le plâtre à mouler très fin.

Les empreintes se prennent à l'aide de *porte-empreintes*, sortes de gouttières reproduisant en creux la forme générale des arcades dentaires et que l'on applique sur celles-ci garnies de la substance choisie. Il en existe des modèles et des tailles différents. Pour la mâchoire supérieure, le porte-empreinte comprend une gouttière destinée à recueillir l'empreinte des arcades et un fond pour celle du palais ; le porte-empreinte inférieur ne comporte qu'une gouttière en forme de fer à cheval. Les uns et les autres sont munis d'une queue ou manche (fig. 52).

Pour prendre l'empreinte, on applique le porte-empreinte garni de godiva ramolli dans l'eau chaude ou de plâtre gâché dans de l'eau salée ou sulfatée (sulfate de potasse) à raison de 30 grammes environ par litre, et on le maintient immobile, jusqu'à durcissement de la substance employée. Le godiva se contracte légèrement après la sortie de la bouche; de plus, étant élastique, il se déforme au niveau des dents déviées ou rétrécies au collet. Ces inconvénients n'existent pas avec le plâtre qui, n'étant pas élastique, se casse ; les morceaux rapprochés ensuite et exactement adaptés donnent une empreinte parfaite. Il est nécessaire pour l'articulation (voir plus loin) d'avoir l'empreinte des deux mâchoires.

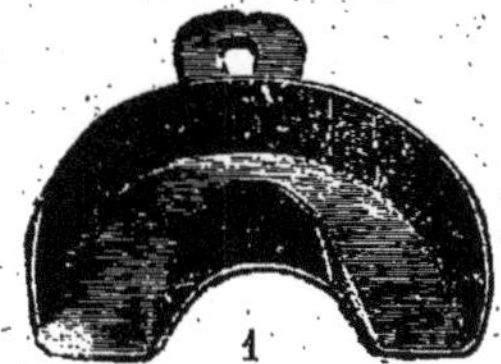

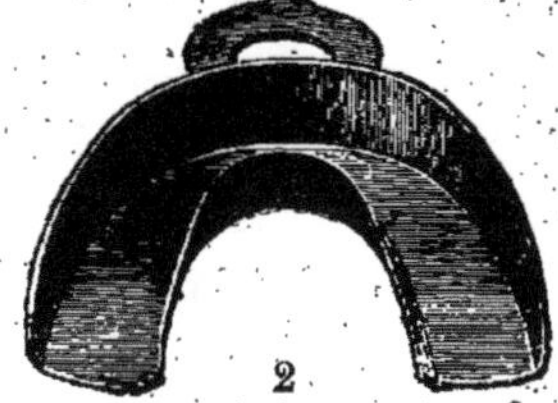

Fig. 52.
Porte-empreintes (Preiswerk-Chompret).
1, haut. — 2, bas.

Dans les empreintes ainsi prises on coule du plâtre, de manière à obtenir le modèle, en plein, de la mâchoire. Les empreintes au plâtre ont été préalablement reconstituées et savonnées pour éviter la prise de plâtre contre plâtre.

Les modèles ainsi obtenus vont servir à construire les appareils. A cet effet, on commence par prendre l'Articulation, c'est-à-dire l'engrènement réciproque des dents, la hauteur et la position des mâchoires l'une par rapport à l'autre. Cela se fait au moyen d'une plaque de cire modelée sur le palais et les crêtes alvéolaires, et garnie sur ces crêtes, au niveau des dents absentes, d'un boudin de cire assez élevé pour entrer en contact avec les dents antagonistes; ce boudin fait le tour de l'arcade s'il s'agit d'établir un dentier complet; on prépare deux cires d'articulation lorsqu'on doit construire deux appareils (haut et bas).

La cire est placée en bouche, et l'on fait fermer la bouche au malade lentement, progressivement et à fond, en veillant (ce qui présente souvent des difficultés, surtout lorsqu'il n'y a plus de dents), à ce qu'il ferme la bouche comme il la ferme normalement et habituellement. L'empreinte des cuspides des dents, ou à défaut, des repères que l'on trace sur la cire, permettront, en remettant celle-ci sur les modèles, de trouver l'articulation exacte. Une fois les modèles ainsi placés dans leur position respective, on les fixe à l'aide de plâtre, sur un *articulateur*, appareil permettant de les écarter et de les rapprocher en retrouvant toujours cette position, comme s'ouvre et se ferme la bouche (fig. 53).

C'est alors que commence la CONSTRUCTION proprement dite de l'appareil qui comprendra : la *base*, plaque ou monture, les *dents*, et les moyens de *tenue*.

Les *dents* sont en porcelaine cuite, munie de crampons en platine noyés dans la pâte avant la cuisson, et destinés, une fois tordus, à être pris dans le caoutchouc. Les dents dites *diatoriques* sont en porcelaine, où des trous ont été ménagés pour assurer également une prise au caoutchouc. On les choisit d'une forme et d'une teinte convenables.

La *base* peut être en métal, en celluloïd, ou en vulcanite. Les bases en *métal* : or, alliage d'argent et platine, melchior, aluminium, étain, sont obtenues soit par coulage, soit par estampage. Les dents y sont fixées au moyen de soudure, ou par du caoutchouc. Nous n'en parlerons pas davantage, la seule substance pouvant être employée couramment dans l'armée étant le caoutchouc vulcanisé.

Les moyens de *tenue* ou de rétention consistent : 1° d'abord dans une adaptation parfaite qui fait adhérer l'appareil par simple contact (pression atmosphérique), mais ce moyen idéal n'est pas toujours suffisant ; on emploie donc encore les succions, destinées aussi à adhérer par le vide, ce peut être soit simplement une cavité ménagée dans la plaque, soit une ventouse en caoutchouc mou. Elles ont l'inconvénient d'enflammer parfois la muqueuse, et même chez les syphilitiques de favoriser par cette inflammation chronique du palais, l'apparition d'une gomme et par suite d'une perforation[1].

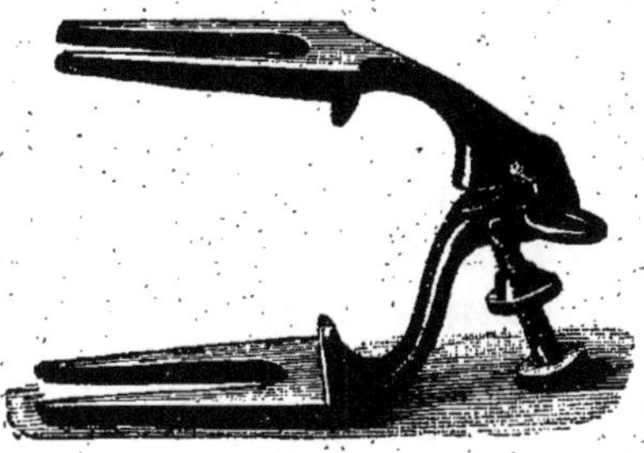

Fig. 53.
Articulateur (PREISWERK-CHOMPRET).

2° Les *crochets* ajustés à la lime et à la pince sur les dents qui doivent servir de point d'appui ; il est indispensable qu'ils soient parfaitement adaptés, sans quoi ils abîment rapidement les dents qui les supportent ; ils peuvent être plats, ou en fil demi-jonc ; l'or platiné est pour les construire le seul métal qui réunisse les conditions nécessaires de solidité, d'élasticité et de résistance aux acides buccaux.

[1] Nous en avons observé récemment un cas typique, à la suite du port d'une prothèse que l'homme s'était fait faire en ville moins d'un an avant. Un appareil obturateur nous a permis de suppléer à la perte de substance.

3° Les *ressorts* sont employés dans les cas d'appareils complets.

4° Pour les appareils inférieurs, le *poids* seul peut suffire comme moyen de rétention.

Construction. — On commence par faire une base en cire de la forme que doit avoir l'appareil, les dents sont ajustées l'une après l'autre, et suivant les exigences de l'articulation, à l'aide d'une meule montée sur le tour, puis fixées sur la base en cire, ainsi que les crochets préalablement ajustés et munis d'une queue soudée qui sera noyée dans le caoutchouc. Une fois terminé l'appareil ainsi monté en cire, on l'essaye en bouche; et s'il y a lieu, on y fait les retouches nécessaires, puis on le met en *moufle* (fig. 54).

La *mise en moufle* consiste à placer cet appareil de cire dans une cuvette spéciale, en bronze ou en fonte, et à l'y fixer à l'aide du plâtre, de telle sorte que les dents y soient encastrées et immobilisées, mais sans recouvrir la plaque base avec le plâtre. Cette première partie est grattée et polie de manière à n'offrir aucun retrait ni aucune anfractuosité; elle est alors talquée et huilée; puis on ajoute par-dessus la première cuvette, une cuvette semblable dont le fond, mobile, est enlevé. Cette sorte d'anneau est rempli de plâtre, le fond mobile est mis en place, et le tout est porté sous une presse pour chasser l'excès de plâtre. Lorsque ce plâtre est durci, les deux parties se séparent facilement grâce à l'huile et au talc; on enlève toute la cire en faisant couler de l'eau bouillante à sa surface; les dents et crochets, encastrés dans le plâtre, restent en place.

Une fois toute la cire partie, on possède en creux, avec le moule et le contre-moule, la forme exacte de l'appareil tel qu'il était en cire, qui va être remplacée par du caoutchouc. C'est ce qu'on appelle le BOURRAGE.

Le *caoutchouc* existe en diverses teintes : les bases se font en rouge ou noir ; le rose et le blanc s'emploient pour la fausse gencive, pour les talons et interstices des dents.

Avant le bourrage, le moufle bien fermé est chauffé sur un brûleur à gaz, ou par l'ébullition ; le caoutchouc

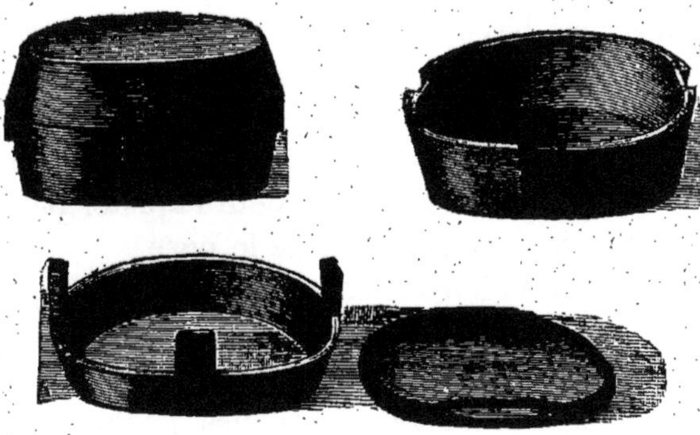

Fig. 54.
Moufle (PREISWERK-CHOMPRET).

est coupé en morceaux, dont l'un plus grand est à peu près de la forme du palais, puis disposé sur une assiette qui doit également être chaude.

Le contre-moule étant enlevé, tous les vides laissés par la cire sont alors remplis en y foulant ce caoutchouc ramolli par la chaleur, et qui pénètre partout. Lorsque le bourrage est terminé, le moufle est de nouveau chauffé, puis pressé, pour faire bien pénétrer le caoutchouc dans tous les petits interstices. Placé dans une bride spéciale qui le maintient fermé, notre moufle est près pour la vulcanisation.

Le *vulcanisateur* est une marmite de PAPIN, spécialement adaptée à cet usage; on y place le moufle dans l'eau, qui doit le recouvrir. L'appareil hermétiquement fermé est porté très lentement (en 35 ou 40 minutes) à une température de 155° à 170° pendant une ou deux heures, suivant que la température sera plus ou moins élevée; une vulcanisation longue, à une température peu élevée, est préférable. On laisse ensuite refroidir, et l'on retire l'appareil cuit du plâtre qui l'environne.

On enlève les bavures et les aspérités, on gratte et polit la base, sans toucher aux collets des dents ni aux parties qui doivent être en contact avec la muqueuse, et l'appareil est prêt à poser en bouche. Quelques retouches sont parfois nécessaires pour l'ajuster parfaitement; elles se font au moment de la pose.

Le patient est d'abord incommodé par son appareil; on lui recommandera de le conserver jour et nuit pendant une huitaine, afin de s'y bien habituer; à ce moment, quelques légères retouches peuvent encore être nécessaires. Après ce délai, l'appareil devra être brossé matin et soir avec la brosse à dents, rincé après chaque repas, enlevé la nuit et conservé dans un verre d'eau bouillie ou boriquée.

Toutes ces manipulations, minutieuses et compliquées, demandent du temps et de l'adresse, du soin et de la conscience; aussi comprend-on facilement la cherté desdits appareils, dont la matière première est relativement peu coûteuse.

CHAPITRE XXIV

Prophylaxie de la carie et des affections bucco-dentaires. — Hygiène de la bouche dans l'armée. — Ce qu'on peut faire en temps de paix. — Ce qui sera possible en temps de guerre.

La revue qui précède, des nombreuses affections bucco-dentaires du soldat, est la meilleure preuve de l'importance des soins qui nous occupent. Mais il vaut mieux prévenir que guérir. Aussi l'organisation de ces soins doit-elle être complétée par des mesures prophylactiques. Mais cette prophylaxie, c'est surtout en dehors de l'armée qu'elle peut se faire : en effet, à mesure que les notions d'hygiène de la bouche se vulgariseront, à mesure surtout que les services dentaires scolaires (actuellement en voie d'organisation) se généraliseront, l'individu apprendra dès l'enfance qu'il importe de conserver sa bouche en parfait état ; et ses dents ayant été soignées à l'école, il les entretiendra dans la suite; de sorte que lorsqu'il y viendra, l'Armée n'aura plus qu'à compléter et continuer l'œuvre scolaire.

Les soins bucco-dentaires que l'on commence à donner aux soldats, contribueront puissamment à la diffusion des notions d'hygiène buccale ; et le service dentaire militaire, succédant ainsi au service dentaire scolaire, on verra de moins en moins, chez des hommes de vingt à vingt-deux ans, de ces bouches effroyablement délabrées, malheureusement fréquentes actuellement.

Mais il n'y a là qu'un idéal lointain. Aussi faut-il penser à une prophylaxie plus immédiate, qui sera différente suivant qu'elle visera ou non des individus à bouche saine.

Chez les premiers, la simple observation des règles d'hygiène que nous allons résumer sera suffisante, mais chez les autres, elle devra être complétée par une soigneuse mise en état de la bouche, pour éviter la carie des dents restées indemnes, l'inflammation des gencives, et toutes les affections ou complications possibles.

C'est ici qu'apparaît l'utilité de visites périodiques dont les résultats seront portés sur la fiche dentaire, utile dès maintenant, puisqu'elle attire sur l'état de la bouche l'attention du médecin et celle du soldat, et qu'elle sert aussi à dépister nombre de contagions possibles (stomatites, angines, syphilis, etc.), ainsi que toutes les maladies ayant des symptômes buccaux; mais qui le sera bien plus encore, une fois organisé partout le service de stomatologie militaire qui donnera les soins dont la nécessité est consignée sur la fiche.

A côté de ces visites et des soins qui les complètent, quelques mesures utiles trouvent naturellement leur place : affichage dans les infirmeries, lavabos et réfectoires, de conseils aux soldats sur les soins de la bouche; addition dans les conférences d'hygiène d'un chapitre sur l'hygiène particulière de la cavité buccale; mention dans les conférences sur les maladies vénériennes, de la nécessité toute particulière pour les syphilitiques d'avoir la bouche en parfait état; généralisation de l'*usage* (car la distribution ne suffirait pas) de la brosse à dents, lorsque l'éducation hygiénique sera suffisante.

Voici, à titre d'indication, un résumé de ces règles d'hygiène, rédigé à l'intention des soldats :

CONSEILS SUR LES SOINS DE LA BOUCHE ET DES DENTS

La bouche servant de porte d'entrée au tube digestif et communiquant avec l'appareil respiratoire, il est de première importance de l'entretenir avec soin dans le plus grand état de propreté, pour y éviter le séjour d'impuretés ou de germes qui, pénétrant ensuite dans les organes précités, peuvent y occasionner des désordres d'où résultent diverses maladies.

Il est de toute nécessité particulièrement pour le soldat, dont la santé, au point de vue social comme au point de vue militaire, qui d'ailleurs se confondent, est le principal capital, d'avoir la bouche propre et bien entretenue. Car pour bien s'assimiler les aliments que l'on absorbe, il faut qu'ils soient convenablement triturés par des dents en bon état, et imbibés d'une salive normale, avant d'arriver dans l'estomac qui doit les digérer.

Ce premier temps de la digestion ne peut s'accomplir d'une façon satisfaisante que dans une bouche saine.

A cet effet, il sera utile de se conformer aux conseils qui suivent :

I. Ne conserver dans la bouche aucune dent en mauvais état, faire enlever les chicots et mauvaises racines et autant que possible faire soigner et conserver les dents qui peuvent l'être, en se souvenant que la meilleure fausse-dent ne vaut pas une dent naturelle. Ne pas attendre qu'une dent soit douloureuse, mais aussitôt qu'on remarque qu'elle commence à se gâter la montrer à quelqu'un de compétent. Eviter avec soin, et faire enlever dès qu'ils apparaissent, les dépôts de tartre sur les dents.

II. Chaque fois que l'on souffrira d'une dent, des gencives, de la langue ou d'une partie quelconque de la bouche, aller se présenter au médecin.

III. La *toilette régulière* de la bouche, et le brossage rationnel des dents, constituent des mesures simples mais efficaces de prophylaxie contre les diverses maladies dont il vient d'être question; elles contribuent encore à entretenir la bouche en état de santé, et favorisent par suite une bonne assimilation des aliments.

Pour conserver sa bouche en aussi bon état que possible (sans préjudice du recours au spécialiste), il y a lieu d'observer les prescriptions suivantes :

1° Se servir matin et soir d'une brosse à dents assez dure, avec laquelle, après l'avoir trempée dans un verre d'eau boriquée à 30 p. 1000, ou simplement d'eau bouillie tiède, puis, garnie de savon blanc de Marseille, on frottera soigneusement les dents et les gencives en s'appliquant à nettoyer tous les recoins, avec d'autant plus de soin que l'accès en est plus difficile à la brosse. Répéter cette opération 4 ou 5 fois de suite puis se rincer la bouche avec le reste du liquide.

2° Après chaque repas se rincer la bouche avec soin pour éviter de conserver entre les dents et les gencives des parcelles d'aliments qui, en y séjournant, peuvent amener les dents à se gâter et les gencives à s'enflammer.

En somme, ces prescriptions se ramènent à ceci : chercher à réaliser la propreté de la bouche par tous les moyens possibles et faciles à employer, tant mécaniques qu'antiseptiques.

Ce qu'on peut faire en temps de paix. — A la caserne, ces quelques règles d'hygiène sont faciles à observer, et les soins peuvent être assurés sans grande dépense ni d'argent, ni de personnel. Nous ne reproduirons pas ici ce que nous avons écrit ailleurs sur la question [1], mais voici, sommairement indiquée, l'organisation qui nous paraît la plus pratique pour assurer d'une façon satisfaisante les soins nécessaires :

1° *Service central* au Val-de-Grâce. Centre de soins. Pépinière de spécialistes, et centre d'instruction où tous les jeunes médecins militaires reçoivent au début de la carrière les notions indispensables à tout médecin militaire.

2° *Services régionaux*, à l'hôpital militaire de chaque corps d'armée. Les uns et les autres dirigés par un médecin militaire *spécialiste,* très au courant de la prothèse tant dentaire que chirurgicale et restauratrice (surtout pour le service du Val-de-Grâce), assisté de soldats chirurgiens-dentistes; et pourvus d'un laboratoire de prothèse.

Services de garnison, autant que possible à l'hôpital. Surveillés par un médecin de la garnison, non obligatoirement spécialiste, mais possédant des notions élémentaires courantes sur les maladies de la bouche et les soins des dents; et qui aurait sous ses ordres un ou plusieurs soldats chirurgiens-dentistes. Ces services ne donnant que les soins simples et courants, enverraient

[1] L'organisation d'un service de stomatologie dans l'armée. *Revue de stomatologie,* février et mars 1908.

aux *services régionaux* les malades ayant besoin de traitements plus compliqués. Ils enverraient également les empreintes prises en bouche, pour l'exécution de la prothèse.

Nous préférons un *service de garnison*, ne nécessitant qu'une seule installation, *à des services régimentaires*, à cause de l'économie très sérieuse qui en résulterait, tant en argent qu'en personnel.

Ce qui sera possible en temps de guerre. — Après la mobilisation, et pendant une campagne, les soins de la bouche ne seront pas possibles, et tout ce qu'on pourra faire sera d'appliquer un pansement calmant ou de faire une extraction. Aussi le spécialiste n'aura-t-il pas son emploi, du moins au milieu des troupes.

Quant aux opérations et appareils nécessités par les blessures intéressant la tête et les mâchoires, on devra se contenter de pansements et d'immobilisation provisoires; car ils ne pourront, les seconds surtout, être exécutés et appliqués dans des conditions satisfaisantes que dans les hôpitaux de l'intérieur où les blessés seront définitivement traités. Quelques laboratoires seront nécessaires pour cette prothèse spéciale; leur personnel en sous-ordre, d'ailleurs très réduit, pourra être choisi avec le plus grand soin dans les réserves ou le service auxiliaire.

L'organisation projetée par le nouveau règlement sur le service de santé en campagne, prévoit des centres hospitaliers où les spécialistes auront leur place, et où il est désirable que soit prévu celui des affections bucco-dentaires, avec les moyens nécessaires pour user de toutes les ressources variées de la prothèse chirurgicale, restrauratrice, médiate ou immédiate.

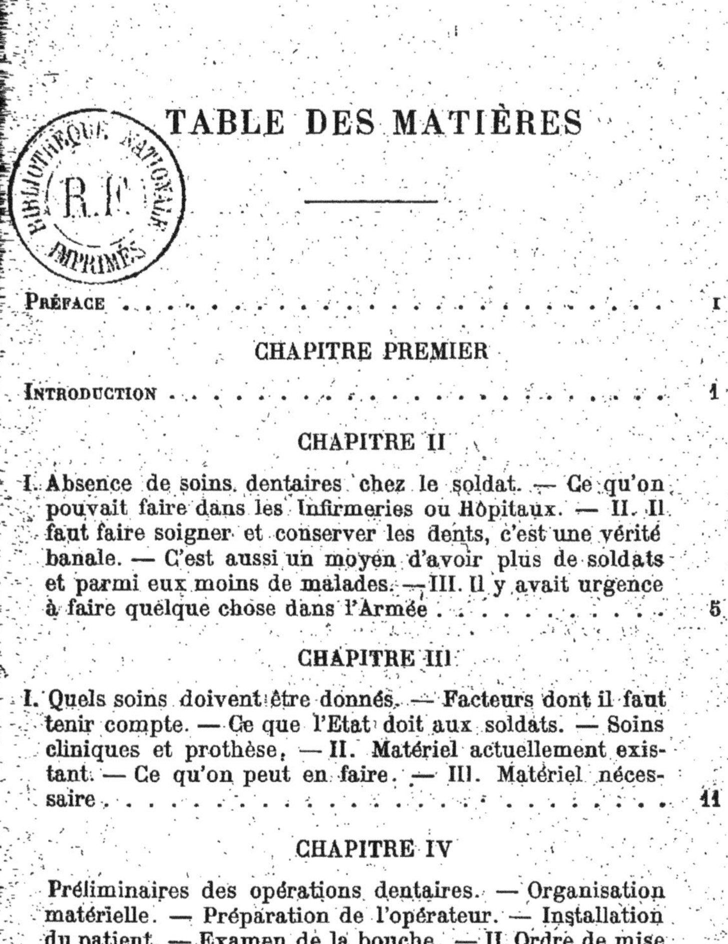

TABLE DES MATIÈRES

CHAPITRE V

CHAPITRE VI

CHAPITRE VII

CHAPITRE VIII

CHAPITRE IX

CHAPITRE X

CHAPITRE XI

CHAPITRE XII

CHAPITRE XIII

CHAPITRE XIV

CHAPITRE XV

CHAPITRE XVI

CHAPITRE XVII

CHAPITRE XVIII

CHAPITRE XIX

CHAPITRE XX

CHAPITRE XXI

CHAPITRE XXII

CHAPITRE XXIII

CHAPITRE XXIV

ÉVREUX, IMPRIMERIE CH. HÉRISSEY ET FILS

www.ingramcontent.com/pod-product-compliance
Ingram Content Group UK Ltd.
Pitfield, Milton Keynes, MK11 3LW, UK
UKHW022008170726
13837UKWH00001B/66

9 782019 998349